Brenner • Maurer • Moriggl • Pomaroli • Anleitung zu den Sezierübungen

Anleitung zu den Sezierübungen

Erich Brenner · Herbert Maurer ·
Bernhard Moriggl · Axel Pomaroli

Institut für Anatomie, Histologie und Embryologie · Innsbruck 2003

Institut für Anatomie, Histologie und Embryologie
Leopold-Franzens-Universität Innsbruck
Müllerstrasse 59, A-6010 Innsbruck
Vorstand: O.Univ.Prof. Dr.med. Helga Fritsch

Abteilung für klinisch-funktionelle Anatomie
Leiterin: O.Univ.Prof. Dr.med. Helga Fritsch

Abteilung für Neuroanatomie
Leiter: Univ.Prof. Dr.med. Lars Klimaschewksi

Abteilung für Paläoanatomie und forensische Anatomie
Leiter: A.Univ.Prof. Dr.med.univ. Othmar Gaber

Allen Mitarbeitern aus den oben angeführten Abteilungen, die tatkräftig an diesem Werk mitgearbeitet haben, gilt mein aufrichtiger Dank!

O.Univ.Prof.Dr.med. Helga Fritsch

Bibliographische Information Der Deutschen Bibliothek:

Die Deutsche Bibliothek verzeichnet diese Publikation in der Deutschen Nationalbibliographie; detaillierte bibliographische Daten sind im Internet über <http://dnb.ddb.de> abrufbar.

Impressum:

© 2003   Institut für Anatomie, Histologie und Embryologie,
            Müllerstrasse 59, A-6010 Innsbruck
Satz: Dr.MME Erich Brenner,
            Institut für Anatomie, Histologie und Embryologie, Innsbruck
Herstellung: Books on Demand GmbH, Norderstedt
ISBN: 3-901249-72-9

Vorwort

„Jeder Arzt, er mag mit Heilmitteln oder mit der Hand zu Werke gehen, ist nichts
ohne die genaueste Kenntnis der äußeren und inneren Glieder des Menschen .. "

aus „Wilhelm Meisters Wanderjahre" von Johann Wolfgang von Goethe

In der Ausbildung zur Ärztin / zum Arzt muss dieser Aspekt auch in einem modernen Medizincurriculum unbedingt einen hohen Stellenwert beibehalten. Gerade für die heutige und nachfolgenden Generationen von Medizinern, die in ihrem Beruf mehr denn je mit technologisch hochwertigen Verfahren, sei es in der Diagnostik oder in der Therapie, und folglich mit immer neuen Fragestellungen konfrontiert werden, ist die praktische Arbeit im Präpariersaal unerlässliche Voraussetzung für das Studium am menschlichen Körper.

Nach dem Vorbild der bewährten *„Anleitung für Präparierübungen an der ganzen Leiche"*, verfasst vom Emeritus des Anatomischen Instituts Innsbruck, Herrn *em.Univ.Prof. Dr.med.univ. Werner Platzer*, ist es uns nun gelungen, diesen Leitfaden für Studierende neu herauszugeben.

Bedingt durch die Umstellung des Studienplanes an der Medizinischen Fakultät Innsbruck wurden auch an der Organisation der anatomischen Sezierkurse Änderungen im Sinne einer Zusammenlegung der bisherigen Sezierkurse für Anfänger und für Fortgeschrittene vorgenommen. Durch das zusätzliche Einbeziehen des praktischen Studiums des Zentralnervensystems im Rahmen dieser Sezierübungen werden die Studierenden der Medizin mit dem Großteil der Lehrinhalte der topographischen Anatomie innerhalb eines relativ kurzen Zeitraums konfrontiert. Dieser Leitfaden, der aus der Erfahrung und langjährigen Erprobung präparatorischer Fertigkeiten unserer Mitarbeiter entstanden ist, soll den Studierenden demnach als Wegweiser dienen, kann aber keinesfalls topographische Lehrbücher beim Studium der Anatomie ersetzen. Auf unterstützende Abbildungen wurde wie in jeder bisherigen Präparieranleitung verzichtet, damit sich die Studierenden alleine auf die Plastizität des anatomischen Präparates konzentrieren können, und um ihnen so die Möglichkeit des

„Begreifens" des menschlichen Körpers noch deutlicher anzubieten. Neu ist, dass während der Sezierübungen zusätzlich ein Portfolio erstellt werden soll, in dem individuelle Befunde, Arbeitsschritte und die Beschreibung der ganzen Leichen aufgezeichnet werden sollen.

Der äußerst kooperativen Zusammenarbeit und Einbringung der jahrelangen Erfahrung aller Mitarbeiter unseres Institutes ist es zu Verdanken, dass dieses Büchlein neu geschrieben wurde und dadurch einer langjährigen österreichischen Tradition im Rahmen der ärztlichen Ausbildung Rechnung getragen wurde.

Innsbruck, im Mai 2003   O.Univ.Prof. Dr.med. Helga Fritsch

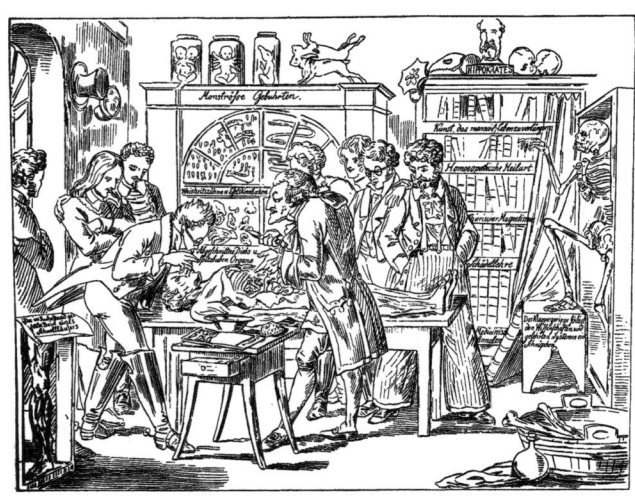

Haller von Hallerstein: Anatomiestunde um 1820

Inhaltsverzeichnis

Strafgesetzbuch[1]

Verletzung von Berufsgeheimnissen

§ 121. (1) Wer ein Geheimnis offenbart oder verwertet, das den Gesundheitszustand einer Person betrifft und das ihm bei berufsmäßiger Ausübung der Heilkunde, der Krankenpflege, der Geburtshilfe, der Arzneimittelkunde oder Vornahme medizinisch-technischer Untersuchungen oder bei berufsmäßiger Beschäftigung mit Aufgaben der Verwaltung einer Krankenanstalt oder mit Aufgaben der Kranken-, der Unfall-, der Lebens- oder der Sozialversicherung ausschließlich kraft seines Berufes anvertraut worden oder zugänglich geworden ist und dessen Offenbarung oder Verwertung geeignet ist, ein berechtigtes Interesse der Person zu verletzen, die seine Tätigkeit in Anspruch genommen hat oder für die sie in Anspruch genommen worden ist, ist mit Freiheitsstrafe bis zu sechs Monaten oder mit Geldstrafe bis zu 360 Tagessätzen zu bestrafen.

(2) Wer die Tat begeht, um sich oder einem anderen einen Vermögensvorteil zuzuwenden oder einem anderen einen Nachteil zuzufügen, ist mit Freiheitsstrafe bis zu einem Jahr oder mit Geldstrafe bis zu 360 Tagessätzen zu bestrafen.

(3) Ebenso ist ein von einem Gericht oder einer anderen Behörde für ein bestimmtes Verfahren bestellter Sachverständiger zu bestrafen, der ein Geheimnis offenbart oder verwertet, das ihm ausschließlich kraft seiner Sachverständigentätigkeit anvertraut worden oder zugänglich geworden ist und dessen Offenbarung oder Verwertung geeignet ist, ein berechtigtes Interesse der Person zu verletzen, die seine Tätigkeit in Anspruch genommen hat oder für die sie in Anspruch genommen worden ist.

(4) Den Personen, die eine der in den Abs. 1 und 3 bezeichneten Tätigkeiten ausüben, stehen ihre Hilfskräfte, auch wenn sie nicht berufsmäßig tätig sind, sowie die Personen gleich, die an der Tätigkeit zu Ausbildungszwecken teilnehmen.

(5) Der Täter ist nicht zu bestrafen, wenn die Offenbarung oder Verwertung nach Inhalt und Form durch ein öffentliches oder ein berechtigtes privates Interesse gerechtfertigt ist.

(6) Der Täter ist nur auf Verlangen des in seinem Interesse an der Geheimhaltung Verletzten (Abs. 1 und 3) zu verfolgen.

---

[1] BGBl.Nr. 60/1974

Ärztegesetz 1998[2]

Verschwiegenheits-, Anzeige- und Meldepflicht

§ 54. (1) Der Arzt und seine Hilfspersonen sind zur Verschwiegenheit über alle ihnen in Ausübung ihres Berufes anvertrauten oder bekannt gewordenen Geheimnisse verpflichtet.

(2) Die Verschwiegenheitspflicht besteht nicht, wenn

1. nach gesetzlichen Vorschriften eine Meldung des Arztes über den Gesundheitszustand bestimmter Personen vorgeschrieben ist,
2. Mitteilungen oder Befunde des Arztes an die Sozialversicherungsträger und Krankenfürsorgeanstalten oder sonstigen Kostenträger in dem Umfang, als er für den Empfänger zur Wahrnehmung der ihm übertragenen Aufgaben eine wesentliche Voraussetzung bildet, erforderlich sind,
3. die durch die Offenbarung des Geheimnisses bedrohte Person den Arzt von der Geheimhaltung entbunden hat,
4. die Offenbarung des Geheimnisses nach Art und Inhalt zum Schutz höherwertiger Interessen der öffentlichen Gesundheitspflege oder der Rechtspflege unbedingt erforderlich ist.

(3) Die Verschwiegenheitspflicht besteht auch insoweit nicht, als die für die Honorar- oder Medikamentenabrechnung gegenüber den Krankenversicherungsträgern, Krankenanstalten, sonstigen Kostenträgern oder Patienten erforderlichen Unterlagen zum Zweck der Abrechnung, auch im automationsunterstützten Verfahren, Dienstleistungsunternehmen überlassen werden. Eine allfällige Speicherung darf nur so erfolgen, dass Betroffene weder bestimmt werden können noch mit hoher Wahrscheinlichkeit bestimmbar sind. Diese anonymen Daten sind ausschließlich mit Zustimmung des Auftraggebers an die zuständige Ärztekammer über deren Verlangen weiterzugeben.

(4) Ergibt sich für den Arzt in Ausübung seines Berufes der Verdacht, dass durch eine gerichtlich strafbare Handlung der Tod oder die schwere Körperverletzung herbeigeführt wurde, so hat der Arzt, sofern Abs. 5 nicht anderes bestimmt, der Sicherheitsbehörde unverzüglich Anzeige zu erstatten. Gleiches gilt im Fall des Verdachts, dass eine volljährige Person, die ihre Interessen nicht selbst wahrzunehmen vermag, misshandelt, gequält, vernachlässigt oder sexuell missbraucht worden ist.

---

[2] BGBl. I Nr. 169/1998 zuletzt geändert durch BGBl. I Nr. 110/2001

(5) Ergibt sich für den Arzt in Ausübung seines Berufes der Verdacht, dass ein Minderjähriger misshandelt, gequält, vernachlässigt oder sexuell missbraucht worden ist, so hat der Arzt Anzeige an die Sicherheitsbehörde zu erstatten. Richtet sich der Verdacht gegen einen nahen Angehörigen (§ 166 StGB), so kann die Anzeige so lange unterbleiben, als dies das Wohl des Minderjährigen erfordert und eine Zusammenarbeit mit dem Jugendwohlfahrtsträger und gegebenenfalls eine Einbeziehung einer Kinderschutzeinrichtung an einer Krankenanstalt erfolgt.

(6) In den Fällen einer vorsätzlich begangenen schweren Körperverletzung hat der Arzt auf bestehende Opferschutzeinrichtungen hinzuweisen. In den Fällen des Abs. 5 hat er überdies unverzüglich und nachweislich Meldung an den zuständigen Jugendwohlfahrtsträger zu erstatten.

Der Eid des Hippokrates

APOLLINEM MEDICUM ET AESCULAPIUM HYGEAMQUE AC PANACEAM IURO DEOSQUE OMNES ITEMQUE DEAS TESTES FACIO ME HOC IUS IURANDUM ET HANC CONTESTATIONEM PRO VIRIBUS ET IUDICIO MEO INTEGRE SERVATURUM ESSE:

PRAECEPTOREM, QUI ME HANC EDOCUIT ARTEM, PARENTUM LOCO HABITURUM, VITAM COMMUNICATURUM EAQUE, QUIBUS OPUS HABUERIT, IMPERTITURUM; EOS HANC ITEM, QUI EX EO NATI SUNT, PRO FRATRIBUS MASCULIS IUDICATURUM ARTEMQUE HANC, SI DISCERE VOLUERIT, ABSQUE MERCEDE ET PACTO EDOCTURUM, PRAECEPTIONUM AC AUDITIONUM RELIQUAEQUE TOTIUS DISCIPLINAE PARTICIPES FACTURUM, TUM MEOS, TUM PRAECEPTORIS MEI FILIOS, IMMO ET DISCIPULOS, QUI MIHI SCRIPTO CAVERINT ET MEDICO IURE IURANDO ADDICTI FUERINT, ALIUM VERO PRAETER HOS NULLUM.

CETERUM QUOD AD AEGROS ATTINET SANANDOS, DIAETAM IPSIS CONSTITUTAM PRO FACULTATE ET IUDICIO MEO COMMODAM, OMNEQUE DETRIMENTUM ET INIURIAM AB EIS PROHIBEBO.

NEQUE VERO ULLIUS PRECES APUD ME ADEO VALIDAE ERUNT, UT CUIPIAM VENENUM SIM PROPINATURUS NEQUE ETIAM AD HANC REM CONSILIUM DABO. SIMILITER AUTEM NEQUE MULIERI TALUM VULVAE SUBDITICIUM AD CORRUMPENDUM CONCEPTUM VEL FETUM DABO.

PORRO CASTE ET SANCTE VITAM ET ARTEM MEAM CONSERVABO.

NEC VERO CALCULO LABORANTES SECABO, SED VIRIS CHIRURGIAE OPERARIIS EIUS REI FACIENDAE LOCUM DABO.

IN QUASCUMQUE AUTEM DOMUS INGREDIAR, OB UTILITATEM AEGROTANTIUM INTRABO, AB OMNIQUE INIURIA VOLUNTARIA INFERENDA ET CORRUPTIONE CUM ALIA, TUM PRAESERTIM OPERUM VENERIORUM ABSTINEBO, SIVE MULIEBRIA SIVE VIRILIA, LIBERORUMVE HOMINUM AUT SERVORUM CORPORA MIHI CONTIGERINT CURANDA.

QUAECUMQUE VERO INTER CURANDUM VIDERO AUT AUDIVERO, IMMO ETIAM AD MEDICANDUM NON ADHIBITUS IN COMMUNI HOMINUM VITA COGNOVERO, EA, SIQUIDEM EFFERRE NON CONTULERIT, TACEBO ET TAMQUAM ARCANA APUD ME CONTINEBO.

HOC IGITUR IUS IURANDUM MIHI INTEGRE SERVANTI ET NON CONFUNDENTI CONTINGAT ET VITA ET ARTE FELICITER FRUI ET APUD OMNES HOMINES IN PERPETUUM GLORIAM MEAM CELEBRARI. TRANSGREDIENTI AUTEM ET PEIERANTI HIS CONTRARIA EVENIANT.

Lateinische Fassung aus dem Griechischen von Janus Cornarius (Johann Hagebut), 1500-1558

Ich schwöre und rufe Apollon, den Arzt, und Asklepios und Hygieia und Panakeia und alle Götter und Göttinnen zu Zeugen an, dass ich diesen Eid und diesen Vertrag nach meiner Fähigkeit und nach meiner Einsicht erfüllen werde.

Ich werde den, der mich diese Kunst gelehrt hat, gleich meinen Eltern achten, ihn an meinem Unterricht teilnehmen lassen, ihm wenn er in Not gerät, von dem Meinigen abgeben, seine Nachkommen gleich meinen Brüdern halten und sie diese Kunst lehren, wenn sie sie zu lernen verlangen, ohne Entgelt und Vertrag. Und ich werde an Vorschriften, Vorlesungen und aller übrigen Unterweisung meine Söhne und die meines Lehrers und die vertraglich verpflichteten und nach der ärztlichen Sitte vereidigten Schüler teilnehmen lassen, sonst aber niemanden.

Ärztliche Verordnungen werde ich treffen zum Nutzen der Kranken nach meiner Fähigkeit und meinem Urteil, hüten aber werde ich mich davor, sie zum Schaden und in unrechter Weise anzuwenden.

Auch werde ich niemandem ein tödliches Mittel geben, auch nicht wenn ich darum gebeten werde, und ich werde auch niemanden dabei beraten; auch werde ich keiner Frau ein Abtreibungsmittel geben.

Rein und fromm werde ich mein Leben und meine Kunst bewahren.

Ich werde nicht schneiden, sogar Steinleidende nicht, sondern werde das den Männern überlassen, die dieses Handwerk ausüben.

In alle Häuser, in die ich komme, werde ich zum Nutzen der Kranken hineingehen, frei von jedem bewussten Unrecht und jeder Übeltat, besonders von jedem geschlechtlichen Missbrauch an Frauen und Männern, Freien und Sklaven.

Was ich bei der Behandlung oder auch außerhalb meiner Praxis im Umgang mit Menschen sehe und höre, das man nicht weiterreden darf, werde ich verschweigen und als Geheimnis bewahren.

Wenn ich diesen Eid erfülle und nicht breche, so sei mir beschieden, in meinem Leben und in meiner Kunst voranzukommen, indem ich Ansehen bei allen Menschen für alle Zeit gewinne; wenn ich ihn aber übertrete und breche, so geschehe mir das Gegenteil.

Das Genfer Gelöbnis

At the time of being admitted as a Member of the Medical Profession I solemnly pledge myself to consecrate my life to the service of humanity.

I will give to my teachers the respect and gratitude which is their due:

I will practise my profession with conscience and dignity;

The health of my patient will be my first consideration;

I will respect the secrets which are confided in me;

I will maintain by all the means in my power the honour and the noble traditions of the medical profession;

My colleagues will be my brothers;

I will not permit considerations of religion, nationality, race, party politics or social standing to intervene between my duty and my patient;

I will maintain the utmost respect for human life from the time of conception; even under threat, I will not use my medical knowledge contrary to the laws of humanity.

I make these promises solemnly, freely and upon my honour.

Duties of doctors in general:

A doctor must always maintain the highest standards of professional conduct.

A doctor must practise his profession uninfluenced by motives of profit.

The following practices are deemed unethical:

a) Any self-advertisement except such as is expressly authorized by the national code of medical ethics.
b) Collaborate in any form of medical service in which the doctor does not have professional independence.
c) Receiving any money in connection with services rendered to a patient other than a proper professional fee, even with the knowledge of the patient.

Any act or advice which could weaken physical or mental resistance of a human being may be used only in his interest.

A doctor is advised to use great caution in divulging discoveries or new techniques or treatment.

A doctor should certify or testify only to that which he has personally verified.

Duties of doctors to the sick:

A doctor must always bear in mind the obligation of preserving human life.

A doctor owes to his patient complete loyalty and all the resources of his science. Whenever an examination or treatment is beyond his capacity he should summon another doctor who has the necessary ability.

A doctor shall preserve absolute secrecy on all he knows about his patient because of the confidence entrusted in him.

A doctor must give emergency care as a humanitarian duty unless he is assured that others are willing and able to give such care.

Duties of doctors to each other:

A doctor ought to behave to his colleagues as he would have them behave to him.

A doctor must not entice patients from his colleagues.

A doctor must observe the principles of ‹The Declaration of Geneva› approved by the World Medical Association.

Zum Zeitpunkt meiner Aufnahme als Mitglied des Medizinischen Berufes verpflichte ich mich feierlich, mein Leben dem Dienst an der Menschheit zu weihen.

Ich werde meinen Lehrern den Respekt und die Dankbarkeit geben, die ihnen gebühren;

Ich werde meinen Beruf mit Gewissen und Würde praktizieren;

Die Gesundheit meines Patienten wird meine erste Erwägung sein;

Ich werde die Geheimnisse respektieren, die mir anvertraut werden;

Ich werde mit allen in meiner Macht stehenden Mitteln die Ehre und die vornehmen Traditionen des medizinischen Berufes beibehalten;

Meine Kollegen werden meine Brüder sein;

Ich werde nicht zulassen, dass irgendwelche Überlegungen von Religion, Staatsangehörigkeit, Rasse, Partei-Politik oder gesellschaftlichem Rang zwischen meine Pflicht und meinen Patienten treten;

Ich werde äußersten Respekt für das menschliche Leben vom Zeitpunkt der Empfängnis an wahren; sogar unter Bedrohung werde ich mein medizinisches Wissen nicht entgegen den Regeln der Menschlichkeit benutzen.

Ich mache diese Versprechen feierlich, frei und bei meiner Ehre.

Pflichten von Ärzten im Allgemeinen:

Ein Arzt muss immer die höchster Standards professionellen Verhaltens beibehalten.

Ein Arzt muss seinen Beruf unbeeinflusst von Gewinnstreben praktizieren.

Die folgenden Handlungen werden als unmoralisch erachtet:

a) Irgendeine Selbst-Werbung, außer wie sie ausdrücklich von der nationalen ärztliche Berufsordnung gestattet wird.

b) Beteiligung an irgendeiner Form des medizinischen Dienstes, in dem der Arzt keine professionelle Unabhängigkeit hat.

c) Der Empfang von Geld im Zusammenhang mit Diensten an einem Patienten außer einem angebrachten, fachgerechten Honorar, sogar mit dem Wissen des Patienten.

Eine Handlung oder Rat, der den physischen oder geistigen Widerstand eines Menschen schwächen könnte, darf ausschließlich in dessen Interesse benutzt werden.

Einem Arzt wird geraten, große Vorsicht beim Ausplaudern von Entdeckungen, neuen Techniken oder Behandlungen walten zu lassen.

Ein Arzt sollte nur bescheinigen oder bezeugen, was er persönlich überprüft hat.

Pflichten von Ärzten gegenüber dem Kranken:

Ein Arzt muss immer an die Verpflichtung zum Schutz des menschlichen Lebens denken.

Ein Arzt schuldet seinem Patienten völlige Loyalität und alle Ressourcen seiner Wissenschaft. Wann immer eine Untersuchung oder Behandlung jenseits seiner Fähigkeiten liegt, sollte er noch einen Arzt herbeirufen, der die notwendige Fähigkeit hat.

Ein Arzt muss absolute Vertraulichkeit über alles bewahren, was er über seinen Patienten aufgrund des Vertrauens weiß, das dieser ihm entgegenbringt.

Ein Arzt muss die Notfallversorgung als eine humanitäre Pflicht durchführen, außer wenn er sicher ist, dass andere bereit und fähig sind, eine solche Versorgung durchzuführen.

Pflichten von Ärzten zueinander:

Ein Arzt sollte sich so gegenüber seinen Kollegen verhalten, wie er sie gegenüber sich selbst verhalten ließe.

Ein Arzt darf keine Patienten von seinen Kollegen abwerben.

Ein Arzt muss die Prinzipien der Genfer Deklaration einhalten, die von der World Medical Association beschlossen wurden.

Lehrziele

Sie als Studierende sollen nach Abschluss dieses Kurses ...

... manuelle Fertigkeit(en) erworben haben;

... den Einbau eines Organs, Organsystems, etc., in das jeweils höhere System beschreiben und erklären;

... das Zusammenspiel von Organsystemen beschreiben und erklären;

... die topographischen Regionen und Räume des menschlichen Körpers voneinander abgrenzen;

... den räumlichen Aufbau des menschlichen Körpers beschreiben;

... die unterschiedlichen Räume des menschlichen Körpers, ihren Inhalt, ihre Funktion und ihre Grenzen demonstrieren bzw. beschreiben;

... die Schichtfolge im Aufbau der Regionen und Räume des menschlichen Körpers beschreiben und zeigen;

... innerhalb einer Region oder eines Raumes anatomische Strukturen aufsuchen, ohne dabei andere Strukturen zu beschädigen;

... die Lagebeziehungen der anatomischen Strukturen zueinander innerhalb einer Region oder eines Raumes, aber auch darüber hinaus, beschreiben und zeigen;

... systematische Grundlagen, insbesondere Verlauf und Funktion, in der Zusammenschau der Strukturen einer Region oder eines Raumes diskutieren;

... die individuellen Besonderheiten und Varianten im Aufbau erkennen, verstehen, demonstrieren und dokumentieren;

... die Fähigkeit zur Differenzierung und zum Ausschluss anhand konkreter Beispiele/Präparate zeigen (Diagnostik);

... das innere und äußere Oberflächenrelief des menschlichen Körpers beschreiben und zeigen;

... wichtige „Ausbreitungsstrassen" beschreiben und demonstrieren;

... die Würde des Toten achten;

... Verhaltensweisen zum Umgang mit dem Verstorbenen einhalten und begründen;

... beobachten, tasten und beschreiben können;

... Abweichungen vom gesunden, "normalen" Zustand erkennen und er-
heben;

... Ausgewählte Techniken, e.g. Intramuskuläre Injektionen (Deltoideus-
injektion, Intraglutealinjektion), Leitungsanästhesie (N. alveolaris inf.,
*Oberst*sche Leitungsanästhesie), Tracheotomie – Koniotomie, Trepanation,
Zahnextraktion, Punktionen (Subokzipitalpunktion, Lumbalpunktion,
Sternalpunktion, Schultergelenk, Kniegelenk, Oberes Sprunggelenk,
Sehnenscheiden, V. subclavia, V. jugularis int., Sinus maxillaris) und Pa-
pationen (e.g. Angulus sterni – 2. Rippe, Proc. coracoideus, Proc. spin. L4
– Crista iliaca, Sulcus intertubercularis, Trochanter major, Tuber
ischiadicum) kennen gelernt bzw. selbst durchgeführt haben;

... mit (chirurgischen) Instrumenten angemessen umgehen;

... eine angemessene Dokumentation ihrer Tätigkeit durchführen;

... (präparierte) Gebilde/Strukturen des menschlichen Körpers erkennen und
zuordnen;

... durch gegenseitiges Lernen und Erklären gemeinsam lernen;

... sich durch praktische Anwendung der Terminologie im klinischen und
wissenschaftlichen Kontext sowohl mündlich als auch schriftlich präzise
und verständlich mitteilen;

... Verhaltensweisen im Umgang und in der Arbeit mit Patienten, Kollegen,
etc., wie etwa Respekt, Toleranz, Sauberkeit und Disziplin, einhalten und
begründen;

... Respekt und Ehrlichkeit gegenüber akademischem und nicht-
akademischem Personal demonstrieren;

... eine genaue Dokumentation führen;

... mit Präparaten und Instrumentarium pfleglich umgehen;

... sich durch angemessene Arbeit, insbesondere durch Weitergabe von Wissen, in ein Team eingliedern und zusammenarbeiten, führen und Konflikte lösen;

... einen Einblick in und Verständnis für die Methoden der medizinischen Forschung besitzen;

... mit Instrumenten und Chemikalien (e.g. Formalin, Phenol) im Hinblick auf dringlich zu behandelnde Gesundheitsstörungen und Krankheitsbilder angemessen umgehen;

... neue Informationstechnologien zur Informationsbeschaffung und Kommunikation effizient nutzen;

... bereit sein, die ethischen Prinzipien der Medizin in Praxis und Forschung anzuwenden;

... die eigenen Fähigkeiten, Möglichkeiten und Grenzen einschätzen;

... aus der Selbstbeurteilung / Selbstkritik angemessene Konsequenzen ziehen;

... selbstgesteuert berufsbegleitend lernen, insbesondere durch die kritische Bewertung von Lernhilfen, durch Disziplin, Zeitmanagement, und Ausdauer;

... Ressourcen (e.g. Bibliothek, Bücher, neue Informationstechnologien, Lehrende) adäquat nutzen;

... gegenüber Studienkollegen (gleichsemestrig und „jünger") als Vorbild wirken.

Leichenbeschreibung

Vor Beginn der Präparierübungen hat eine Untersuchung der Leiche zu erfolgen, und eine genaue Habitusbeschreibung ist anzufertigen. Dies soll eine Übung und Schulung der Beobachtungsgabe darstellen. Es darf nicht Aufgabe dieser Leichenbeschreibung sein, Diagnosen zu stellen, sondern sie soll zeigen, inwieweit man mit kurzen, klaren Worten einen Ist-Zustand an einem Körper zu schildern in der Lage ist, als Vorübung einer der wichtigsten Aufgaben einer späteren ärztlichen Tätigkeit.

Die von allen Präparanten gemeinsam erarbeitete Habitusbeschreibung wird in einen allgemeinen und einen speziellen Teil gegliedert. Außerdem werden unter Zuhilfenahme von Atlanten die Projektionen innerer Organe auf die Körperoberfläche eingetragen.

Habitusbeschreibung

Allgemeine Erhebungen:

1. <u>Körpergröße</u>.

2. <u>Geschlecht</u>. Dabei ist anzugeben, ob die am Habitus sich darbietenden Merkmale mit dem Geschlecht übereinstimmen. So sind zu untersuchen: die äußeren Geschlechtsorgane, die Brust, Fettverteilung, Behaarung (Unterschied der Schambehaarung bei Mann und Frau), Kehlkopfskelett- und Reifezustand.

3. <u>Alter</u>. Zunächst soll das Alter aus den verschiedenen Merkmalen geschätzt werden. Man untersucht das Gebiss, die Haut (Turgor, Pigmentierung), Behaarung (Kopf- und Körperbehaarung), Augäpfel, Genitale (Atrophie), Skelett (Altersveränderungen). Aus diesen Untersuchungen schätzt man dann die Altersgruppe und vergleicht diese dann mit dem beim Kursleiter zu erfahrenden tatsächlichen Alter.

4. <u>Körperbau im Allgemeinen</u>. Disproportionen oder Asymmetrien sind anzuführen.

5. <u>Hautoberfläche</u>. Es sind dabei die Farbe und der Turgor (= Spannungszustand) der Haut festzustellen. In diesem Zusammenhang beachte man auch die Farbänderungen, die postmortal auftreten. So können sich hypostatische Leichenflecke (= Livores) an jenen Stellen finden, wo durch die Schwere ein Absinken des Blutes erfolgt ist. Weiters können durch Imbibition (= Imprägnation) blaurötliche Streifen entsprechend dem Verlauf großer sub-

kutaner Venen aufzufinden sein. Grünliche Verfärbung im Bereich der vorderen Bauchwand deutet auf eine Imbibition seitens der Gallenblase hin. Gelbliche bis bräunliche Flecken sprechen für Eintrocknungserscheinungen. Ebenso finden sich Mazerationserscheinungen an der Haut, und zwar besonders häufig im Bereich der Hände und Füße (Abheben der Hornschicht). Typische Pigmentierungen finden sich im Bereich der Brustwarzen (Mamillae) und des Warzenhofes (Areola mammae), sowie circumanal und im Genitalbereich. Lokale Überpigmentierungen finden sich in Form von Muttermalen (Naevi pigmentosi) und Sommersprossen (Epheliden). Andererseits kann die Haut auch stellenweise entfärbt sein (Vitiligo).

Auch die Haare als Anhangsgebilde der Haut und die Entwicklung des Hautfettpolsters sind zu berücksichtigen.

6. <u>Tiefenplastik</u>. Man stellt den Ausbildungszustand der Muskulatur und den Skelettbau fest. Man versucht durch Inspektion und Palpation (= Abtastung) Verkrümmungen, frische oder verheilte Knochenbrüche, Exostosen und Gelenkversteifungen festzustellen.

7. <u>Ernährungszustand</u>. Es ist zu unterscheiden: übermäßiger Fettansatz (Adipositas), guter Ernährungszustand und schlechter Ernährungszustand.

Spezielle Erhebungen:

1. Befunde am Kopf- und Halsabschnitt: Beschreibung der Schädelform (dolicho-, meso- und brachycephal). Ebenso sind die Aperturae cutis, also Mund-, Nasen- und Ohrenöffnungen zu untersuchen. Im Mund wird das Gebiss kontrolliert bzw. festgestellt, welche Zähne noch erhalten sind und inwieweit deren Stellung der Norm entspricht. Bei der Nase werden an den beiden Öffnungen die Haare (Vibrissae) beachtet, desgleichen sonstige Altersveränderungen. Außerdem kontrolliert man die Behaarung im Bereich des äußeren Gehörganges (Tragi), den Augenbrauen (Supercilia) und Wimpern (Cilia). Am Hals tastet man das Zungenbein, den Schildknorpel und die Schilddrüse. Etwaige asymmetrische Anschwellungen müssen vermerkt werden.

An den Lidspalten werden die Bulbi untersucht, die Puncta lacrimalia und die Caruncula lacrimales.

2. Befunde am Brustabschnitt und an den oberen Extremitäten: Zuerst stellt man die Thoraxform und die Atemphase, in welcher der Thorax verblieben ist, fest. Anschließend werden die Brustdrüsen, die Achselgegenden und die Rückenpartien untersucht. Dabei wird man besonders auf Asymmetrien und Dis-

proportionen achten, eine Aufgabe, die man auch an den oberen Extremitäten durchführt. Verletzungen der Körperoberfläche, Tätowierungen, Narben und Wunden nach Operationen sind zu beschreiben.

3. Befunde am Bauchabschnitt und an den unteren Extremitäten: Zuerst wird (mittels eines Maßbandes) der Bauchumfang festgestellt, anschließend der Stand des Nabels. Man achte auf Hernien in diesem Bereich, wie etwa die Leisten-, Nabel-, Schenkel- und Narbenhernien. Offene Stellen in der Haut, wie e.g. Dekubitus sind festzuhalten. Besondere Pigmentierungen, Tätowierungen, etc. sind ebenfalls zu vermerken.

Am Becken werden insbesondere zwei Beckenmaße untersucht, und zwar sind diese bei der Frau wichtig, da sie bis zu einem gewissen Maße Aufschluss über die Beckenform geben können. Es sind dies die Distantia cristarum (größte Weite zwischen rechter und linker Crista iliaca) und die Distantia spinarum (Weite zwischen den beiden Spinae iliacae anteriores superiores), die mit dem Beckenzirkel gemessen werden.

An den unteren Extremitäten achtet man ebenfalls auf Verletzungen der Haut, auf Asymmetrien und Disproportionen. Man untersucht die Form der Beine, die Füße (Platt-, Senk-, Spreiz- und Spitzfüße usw.). An den Zehen werden u. U. Hühneraugen und ein Hallux valgus zu beachten sein. Auch an das Vorhandensein von Krampfadern ist zu denken und gegebenenfalls ihr Ausmaß zu dokumentieren.

Organprojektionen

Nach dieser Habitusbeschreibung werden die Projektionen der großen Organe im Brust- und Bauchabschnitt auf der Körperoberfläche eingezeichnet. Im Brustabschnitt werden an der Brust und am Rücken sowie seitlich Pleura- und Lungengrenzen eingetragen, während die Herzprojektion ausschließlich auf der Vorderfläche anzugeben ist.

Im Bauchbereich werden vorne Leber, Magen und Dickdarm eingezeichnet, während am Rücken die Lage der Milz und der Nieren festzuhalten ist.

Die Einzeichnung dieser Projektionen erfolgt unter Zuhilfenahme von Atlanten und wird dem Durchschnitt beim Lebenden entsprechen. Im Laufe der Präparationen kann man dann die z. T. großen Unterschiede zu den tatsächlichen Verhältnissen an der Leiche erkennen.

Gelenke

<u>Praktischer Hinweis</u>: Vor Beginn der Präparation sollte jeder Präparant eine Sternalpunktion durchführen. Man achte dabei darauf, dass man in der Medianen des Corpus sterni zwischen den Ansätzen der 2. u. 3. Rippe punktiert. Der untere Teil des Sternums kann eine Fissura sterni congenita besitzen und, es ist die Gefahr der Verletzung des Herzens gegeben. Außerdem ist zu bedenken, dass in Höhe der Sternum-Rippenverbindungen, aufgrund der Entwicklung, Synchondrosen erhalten bleiben können.

Bei Gelenken ist darauf zu achten, dass die Kapsel durch eine entsprechende Stellung gespannt ist.

Articc. humeri et acromioclavicularis

Präparationsschritte:

Entfernen der Gefäße und Nerven; Beschreiben und Zeigen der Muskeln, Präparation der Ansätze und Ursprünge.

Die Mm. trapezius, levator scapulae, omohyoideus, rhomboidei, serratus anterior, pectoralis major, pectoralis minor und subclavius werden abpräpariert und entfernt. Die Bursa subacromialis und die Artic. humeri werden mit einer Injektionsspritze punktiert und mit Flüssigkeit aufgefüllt. Anschließend wird der M. deltoideus abgetragen und die Bursa subacromialis, die Artic. acromio-clavicularis und das Lig. coracoclaviculare präpariert. Durch Eröffnen der Bursa subacromialis kann der Fornix humeri abgegrenzt werden. Nun werden die Ansätze der Muskeln der Sehnenkappe („Rotatorenmanschette") präpariert. Als nächstes werden die Mm. coracobrachialis, triceps brachii, teres major und latissimus dorsi entfernt. Das Caput breve des M. biceps brachii wird entfernt, das Caput longum dieses Muskels bleibt erhalten, die Vagina synovialis inter-tubercularis wird dargestellt.

Die Sehnen der Sehnenkappe werden einzeln von der Gelenkkapsel abpräpariert und die Bursae m. coracobrachialis (subcoracoidea) und subtendinea m. sub-scapularis sowie die Gelenkkapsel und deren Ursprünge am Collum scapulae und am Collum anatomicum humeri dargestellt. Dabei ist auf die Vagina synovialis intertubercularis zu achten

Die Reste der Muskulatur werden entfernt und an einigen Präparaten kann die Gelenkkapsel eröffnet werden.

Eröffnung einiger Schultergelenke nach gesonderter Anweisung; Beschreibung der Gelenkflächen.

Artic. cubiti

Präparationsschritte:

Entfernen der Gefäße und Nerven; Beschreiben und zeigen der Muskeln Präparation der Ansätze und Ursprünge.

Die vom Epicondylus medialis und Epicondylus lateralis humeri bzw. von den Cristae supracondylares entspringenden Muskeln werden abgelöst und entfernt, dabei ist auf die Ligg. collateralia, das Lig. anulare radii und die Membrana interossea zu achten. Die Ansatzsehne des M. biceps brachii bleibt erhalten, die Bursa bicipitoradialis wird eröffnet. Nun wird das Ellbogengelenk mit einer Spritze punktiert und mit Flüssigkeit aufgefüllt. Nun wird der M. brachialis in Extensionsstellung des Gelenks abpräpariert. Durch vorsichtiges Ablösen der an der Gelenkkapsel ansetzenden Muskelfasern kommt die dünne Vorderwand der Kapsel zur Darstellung.

Der M. triceps brachii unter Schonung der hinteren Kapselwand abgelöst und die Bursae subtendinea m. tricipitis brachii und intratendinea olecrani eröffnet. In weitere Folge werden alle Muskelreste entfernt, die Membrana interossea mit der Chorda obliqua, das Lig. anulare radii mit dem Recessus sacciformis superior, die Ligg. collaterialia und die Gelenkkapsel mit ihren Ansätzen dargestellt.

Eröffnung einiger Ellbogengelenke nach gesonderter Anweisung; Beschreibung der Gelenkflächen.

Articc. manus

Entfernen der Gefäße und Nerven; Beschreiben und Zeigen der Muskeln, Präparation der Ansätze und Ursprünge.

Entfernen der Palmaraponeurose sowie der Muskeln des Thenars und Hypothenars, Darstellung der Ligg. pisohamatum und pisometacarpeum. Eröffnen des Retinaculum flexorum, Entfernen der Sehnen der Mm. flexor digitorum superficialis et profundus, flexor pollicis longus, flexor carpi radialis, brachioradialis und des M. pronator quadratus. Beim Ablösen des letztgenannten Muskels ist auf die Membrana interossea und den Recessus sacciformis inferior zu achten. Die Sehne des M. flexor carpi ulnaris bleibt erhalten. Die palmaren Bänder der Karpalgelenke und Karpometakarpalgelenke können nun dargestellt werden.

Das Retinaculum extensorum wird eröffnet, die Sehnen der Mm. extensor digitorum, extensor pollicis longus et brevis und extensor indicis werden am Übergang in die Dorsalaponeurose abgeschnitten und entfernt. Anschließend werden die dorsalen Bänder der Karpalgelenke und Karpometakarpalgelenke dargestellt. Weiters werden die Ligg. collaterialia und die Artic. radioulnaris distalis präpariert. Abschließend kann dorsal die Gelenkkapsel der Articc. radiocarpalis und mediocarpalis eröffnet werden. Auch das distale Radioulnargelenk wird eröffnet und der Discus triangularis dargestellt.

Die Mm. interossei werden entfernt, wobei auf die Ligg. metacarpalia transversa profunda zu achten ist. Diese und die Ligg. metacarpalia palmaria, dorsalia et interossea werden präpariert. Die Gelenkkapsel der Artic. carpometacarpalis pollicis wird dargestellt. Die Reste der Vaginae fibrosae digitorum manus werden entfernt und die Ligg. palmaria zur Ansicht gebracht. Die Dorsalaponeurose mit den Strecksehnen wird von der Gelenkkapsel der Fingergelenke des 1., 2. und 5. Fingers abpräpariert und die Kapsel möglichst nicht eröffnet. Nach Darstellung der Kollateralbänder werden an diesen Fingern die Gelenkkapseln eröffnet.

Articc. coxae et sacroiliaca

Entfernen der Gefäße und Nerven; Beschreiben und zeigen der Muskeln, Präparation der Ansätze und Ursprünge.

Die Bauchmuskulatur wird abgelöst und entfernt, das Lig. inguinale und der Arcus iliopectineus werden präpariert. In weiterer Folge werden die Mm. sartorius, tensor fasciae latae und pectineus abgelöst und entfernt. Nun werden das Caput rectum und obliquum des M. rectus femoris dargestellt und der M. rectus am Sehnen-Muskelübergang durchtrennt und der gesamte M. quadriceps femoris sowie der M. gracilis und die Mm. adductores entfernt.

Der M. psoas major wird gemeinsam mit dem M. psoas minor und dem M. iliacus vor dem Durchtritt durch die Lacuna musculorum durchtrennt und von den Ursprüngen abgelöst. Dabei sind das Lig. inguinale, der Arcus iliopectineus und das Lig. iliolumbale zu erhalten. Danach wird der distale Teil des M. iliopsoas mobilisiert, aus der Lacuna musculorum herausgelöst, von der Gelenkkapsel abpräpariert und vom Trochanter minor abgelöst und entfernt wird. Dabei wird die Bursa iliopectinea eröffnet und sichtbar.

Der M. obturator externus wird von der Membrana obturatoria und vom Os coxae abgelöst und entfernt. Danach werden die Ligg. iliofemorale und pubofemorale sowie die Zona orbicularis dargestellt. In weiterer Folge werden das Lig. transversum acetabuli mit dem daran befestigten Labrum acetabulare und das Foramen acetabulare mit dem durchziehenden Ramus acetabularis präpariert.

An der Facies pelvina ossis sacri wird der M. piriformis und an der Membrana obturatoria und dem Os coxae der M. obturator internus abgelöst und die Membrana obturatoria mit dem Canalis obturatorius, die Ligg. sacroiliaca anteriora, iliolumbale, sacrotuberale, sacrospinale und longitudinale anterius dargestellt.

Dorsal wird unter Schonung der Bänder der Wirbelsäule der M. erector spinae abgelöst und entfernt. Anschließen wird der M. glutaeus maximus entfernt, wobei beim Ablösen vom Ursprung auf das Lig. sacrotuberale zu achten ist. Danach werden die Mm. glutaei medius et minimus, piriformis, gemelli, obturator internus, quadratus femoris, obturatorius externus sowie die ischiocrurale Muskulatur entfernt.

Es folgt die Präparation des Hüftgelenkes und die Darstellung der Bänder von dorsal. An einigen Präparaten wird das Hüftgelenk eröffnet und die Gelenkflächen sowie das Lig. capitis femoris dargestellt.

Articc. genus et tibiofibularis

Entfernen der Gefäße und Nerven; Beschreiben und zeigen der Muskeln, Präparation der Ansätze und Ursprünge.

Zunächst werden die Retinacula patellae und der einstrahlenden Tractus iliotibialis präpariert. Es folgt das Ablösen und Entfernen der Sehnen und Muskeln des Pes anserinus superficialis und die Darstellung des Lig. collaterale mediale. Lateral wird der M. biceps femoris abgelöst, entfernt und das Lig. collaterale laterale präpariert. Danach werden die Mm. adductores abgelöst und entfernt. Nun wird das Kniegelenk mit einer Injektionsspritze mit Flüssigkeit gefüllt. Anschließend wird der M. rectus mit den Mm. vasti am Muskel-Sehnenübergang durchtrennt und von proximal die durch die Injektion gefüllte Bursa suprapatellaris aufgesucht. Danach werden die Mm. vasti medialis und lateralis bis zur Einstrahlung in die Quadrizepssehne abgelöst und entfernt, der M. rectus femoris und der M. vastus intermedius werden von der Bursa suprapatellaris bis zum Oberrand der Patella abgelöst. Dabei soll die Bursa suprapatellaris zunächst nicht eröffnet und der M. articularis genus sowie der Kapselansatz dargestellt werden.

Die Ursprünge des M. gastrocnemius werden von der Gelenkkapsel und vom Femur abgelöst und mit dem M. soleus entfernt. Der M. semimembranosus wird an der Muskel-Sehnengrenze durchtrennt und der Pes anserinus profundus mit dem Lig. popliteum obliquum und das Lig. popliteum arcuatum sowie die die Gelenkkapsel von dorsal präpariert. Der M. popliteus wird an der Muskel-Sehnengrenze durchtrennt, der Muskel entfernt und die unter dem Lig. popliteum arcuatum durchziehende Popliteussehne bis zum Ansatz freipräpariert wobei der Recessus subpopliteus eröffnet wird. Danach werden alle Unterschenkelmuskeln entfernt und die Membrana interossea cruris und die Artic. tibiofibularis mit den Ligg. tibiofibulare anterius et posterius präpariert.

Es folgt die Eröffnung des Kniegelenkes entlang des ventralen Kapselansatzes an der Knochenknorpelgrenze. Das Corpus adiposum genus, die Menisci, die Ligg.

cruciata, das Lig. transversum genus und die Plica synovialis infrapatellaris sowie die Gelenkflächen werden untersucht. Schließlich wird das Corpus adiposum genus abpräpariert und die Bänder dargestellt.

Es folgt die Präparation der Kreuzbänder und der Ligg. meniscofemoralia von dorsal. Dabei muss das vom Ansatz abgelöst und kann auch entfernt werden. Abschließend werden die Menisci und ihre Befestigung an der Tibia dargestellt.

Gelenke des Fußes

Entfernen der Gefäße und Nerven; Beschreiben und zeigen der Muskeln, Präparation der Ansätze und Ursprünge.

Eröffnen der Retinacula extensorum und Durchtrennen der Mm. tibialis anterior, extensor digitorum longus et hallucis longus an der Muskel-Sehnen Grenze. Die proximalen Anteile dieser Muskeln werden entfernt und die Membrana interossea, die Ligg. tibiofibulare anterius, talofibulare anterius, die Pars tibionavicularis und Pars tibiotalaris anterior lig. deltoidei und der vordere dünne Anteil der Gelenkkapsel der Artic. talocruralis werden präpariert.

Nun werden die Mm. extensor digitorum brevis et hallucis brevis an der Muskel-Sehnengrenze durchtrennt, der proximale Anteil entfernt und die Ligg. bifurcatum, talocalcaneare interosseum von lateral, die Gelenkkapsel der Artic. talocalcaneonavicularis und die übrigen Intertarsalgelenke und Bänder von dorsal präpariert.

Die Retinacula mm. fibularium inferius et superius werden eröffnet, die Mm. fibulares an der Muskel-Sehnengrenze durchtrennt, der proximale Teil entfernt und die Ligg. calcaneofibulare und talocalcaneare laterale präpariert. Danach werden das Retinaculum mm. flexorum eröffnet und die medialen kurzen Fußmuskeln sowie die Mm. tibialis posterior, flexor digitorum longus et hallucis longus an der Muskel-Sehnengrenze durchtrennt und der proximale Teil entfernt. Die Tendo calcanei wird 3 - 4 Querfinger proximal vom Tuber calcanei durchtrennt und der Rest des M. triceps surae und der M. plantaris entfernt. Nun können das gesamte Lig deltoideum und die Ligg. talofibulare posterius, tibiofibulare posterius, talocalcaneum mediale und talocalcaneum posterius dargestellt werden. Da die Pars tibiotalaris posterior des Lig. deltoideum und das Lig. talofibulare posterius weit in die Gelenkhöhle hineinreichen, muss die dorsale Gelenkkapsel der Articc. talocruralis und subtalaris eröffnet werden.

Alle übrigen kurzen Fußmuskeln werden an der Muskel-Sehnengrenze durchtrennt und entfernt. Der Ansatz der Sehne des M. tibialis posterior, Verlauf und

Ansatz der Sehne des M. fibularis longus sowie die Ligg. calcaneonaviculare plantare, plantare longum, calcaneocuboideum plantare, cuneonavicularia plantaria, cuneocuboideum plantare und intercuneiformia plantaria werden dargestellt.

Nun werden die Articc. tarsometatarsales und intermetatarsales mit den Ligg. tarsometatarsalia plantaria et dorsalia, cuneometatarsalia interossea, metatarsalia interossea, dorsalia und plantaria präpariert. Abschließend erfolgt die Darstellung der Articc. metatarsophalangeales und interphalangeales pedis mit den Ligg. collateralia und plantaria. Einige der Gelenke werden eröffnet und die Gelenkflächen dargestellt.

Muskeln und ihre Innervation an der ganzen Leiche

ALLGEMEINE HINWEISE:

- Gefäße, Corpora adiposa und lockeres Bindegewebe werden entfernt (unter Schonung der Muskulatur, Septa intermuscularia, etwaiger Bänder und Sehnenbögen)

- Im Einzelfall die Anweisungen des Prosektors beachten!

- <u>Muskeln und die sie versorgenden Nerven</u> werden grundsätzlich <u>nicht</u> entfernt! Ausnahmen sind den einzelnen Präparierschritten zu entnehmen.

- Die Begrenzungen von Regionen, Trigona und Fossae sind bei jedem Präparationsschritt zu studieren.

Regionen des Kopfes und Halses

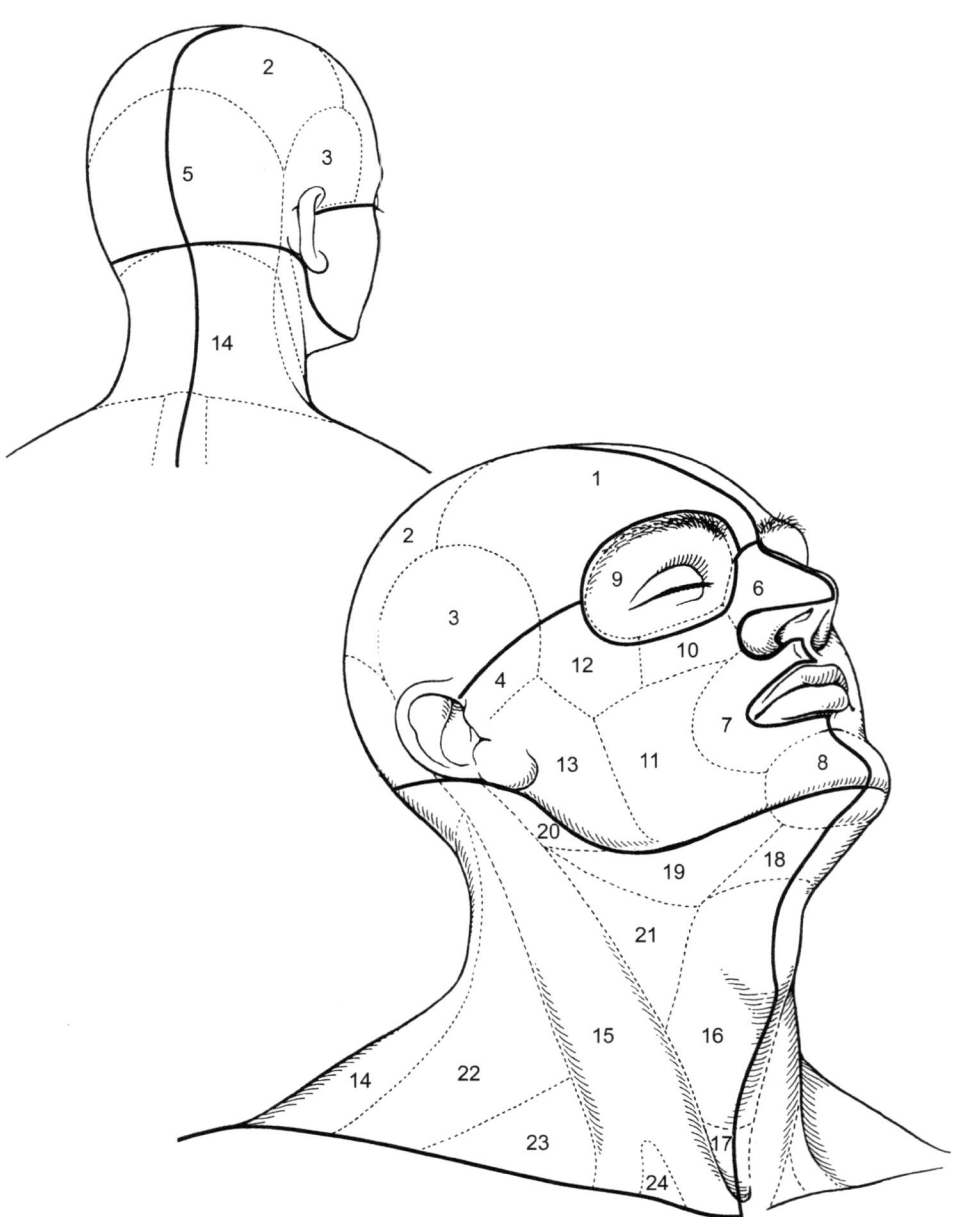

Regiones capitis

1 Regio frontalis
2 Regio parietalis
3 Regio temporalis
4 Regio infratemporalis
5 Regio occipitalis

Regiones faciales

6 Regio nasalis
7 Regio oralis
8 Regio mentalis
9 Regio orbitalis
10 Regio infraorbitalis
11 Regio buccalis
12 Regio zygomatica
13 Regio parotideomasseterica

Regiones cervicales

14 Regio cervicalis posterior = Reçio nuchalis
15 Regio sternocleidomastoidea
16 Regio mediana cervicis
17 Fossa suprasternalis
18 Regio suprahyoidea
19 Trigonum submandibulare
20 Fossa retromandibularis
21 Trigonum caroticum
22 Regio cervicalis lateralis
23 Trigonum omoclaviculare = Fossa supraclavicularis major
24 Fossa supraclavicularis minor

Regionen des Stammes von ventral

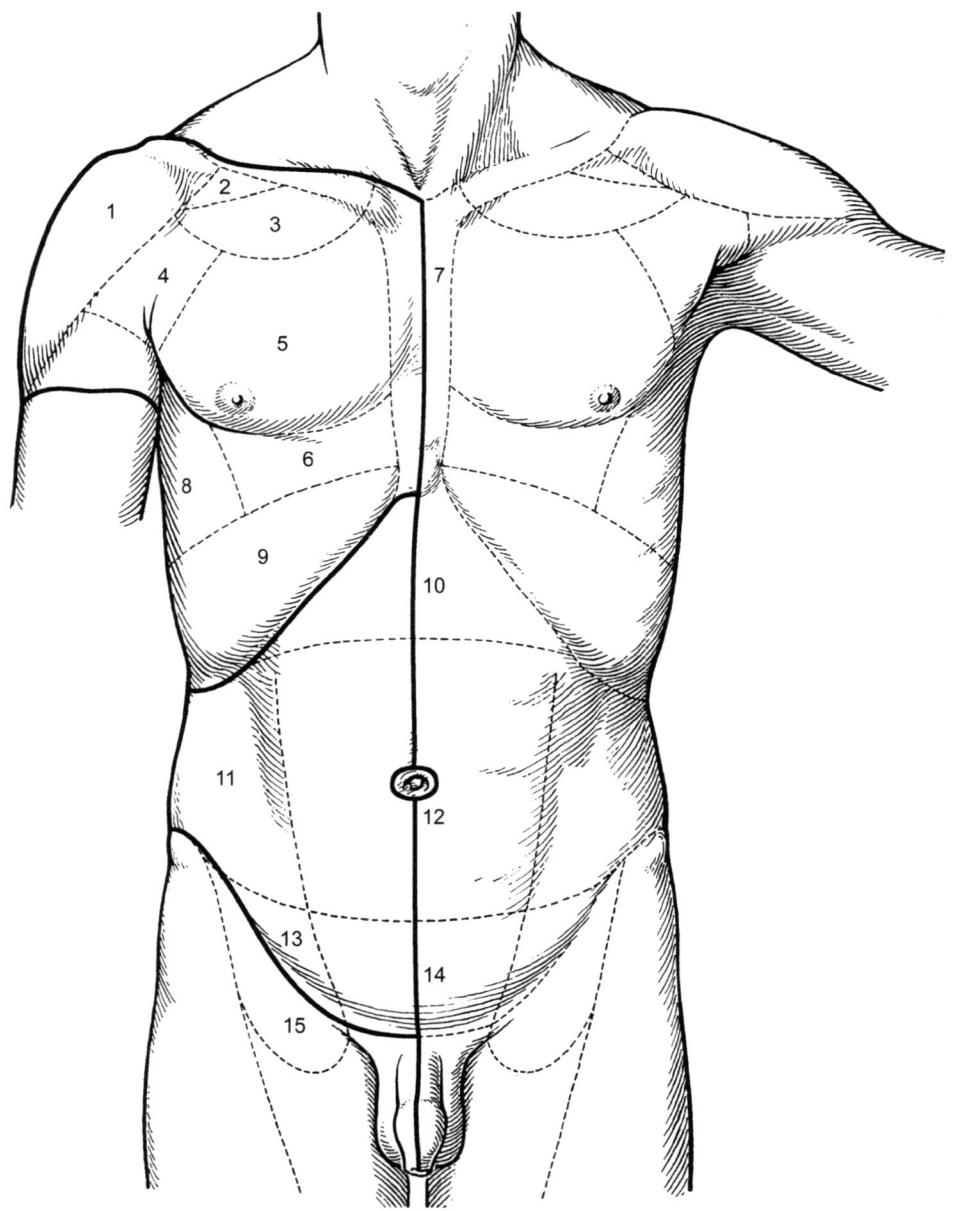

Regiones pectorales

1 Regio deltoidea
2 Trigonum clavipectorale
3 Fossa infraclavicularis
4 Regio axillaris
5 Regio mammaria
6 Regio inframammaria
7 Regio praesternalis
8 Regio thoracica lateralis

Regiones abdominales

9 Regio hypochondriaca
10 Regio epigastrica
11 Regio abdominalis lateralis
12 Regio umbilicalis
13 Regio inguinalis
14 Regio pubica
15 Regio subinguinalis

Regionen des Stammes von dorsal

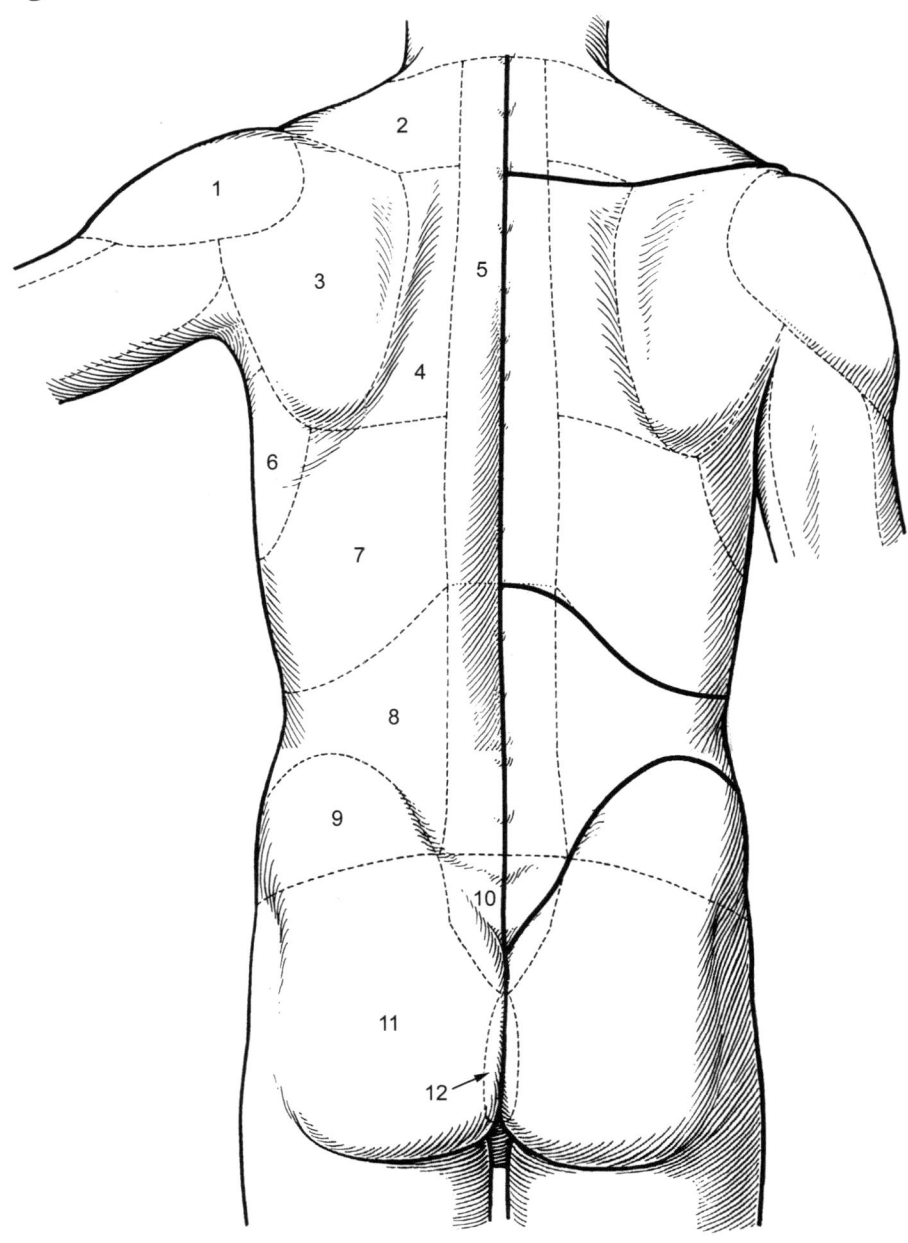

1 Regio deltoidea

Regiones dorsales

2 Regio suprascapularis
3 Regio scapularis
4 Regio interscapularis
5 Regio vertebralis
6 (Regio thoracica lateralis)
7 Regio infrascapularis
8 (Regio lumbaris)
9 Regio coxae
10 Regio sacralis
11 Regio glutealis

12 Regio perinealis

Regionen der oberen Extremität

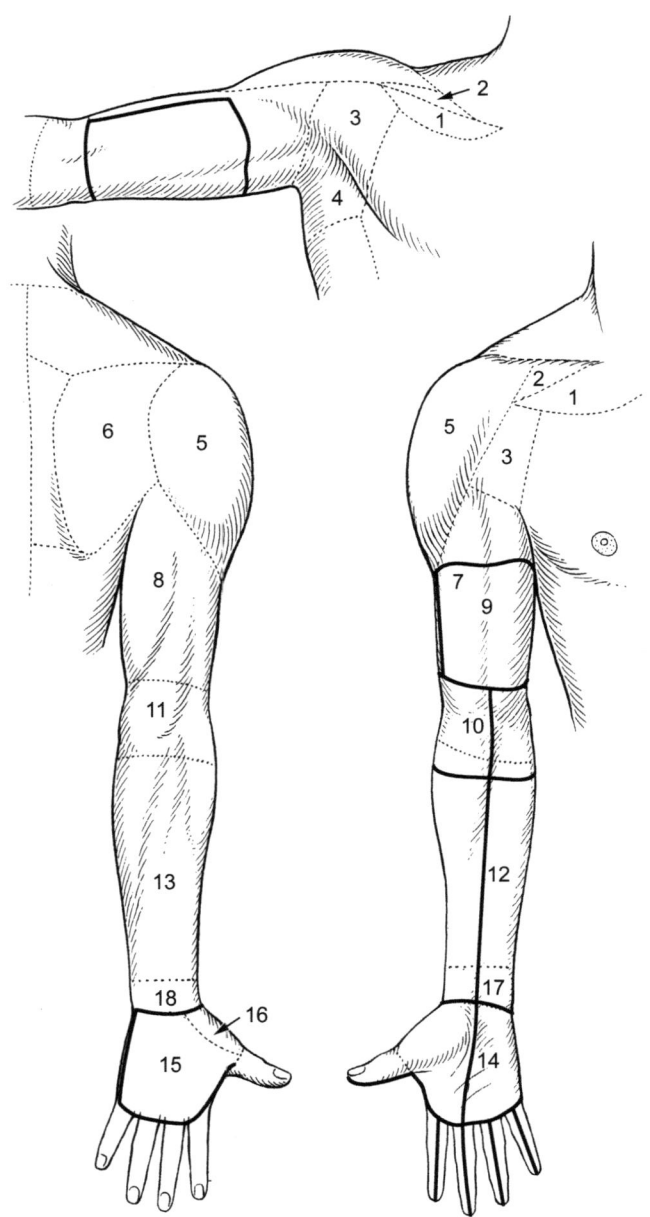

1 Fossa infraclavicularis
2 Trigonum clavipectorale
3 Regio axillaris
4 Fossa axillaris
5 Regio deltoidea
6 Regio scapularis
7 Regio brachialis anterior
8 Regio brachialis posterior
9 Sulcus bicipitalis medialis
10 Regio cubitalis anterior
11 Regio cubitalis posterior
12 Regio antebrachii anterior
13 Regio antebrachii posterior
14 Palma manus
15 Dorsum manus
16 Foveola radialis
17 Regio carpalis anterior
18 Regio carpalis posterior

Regionen der unteren Extremität

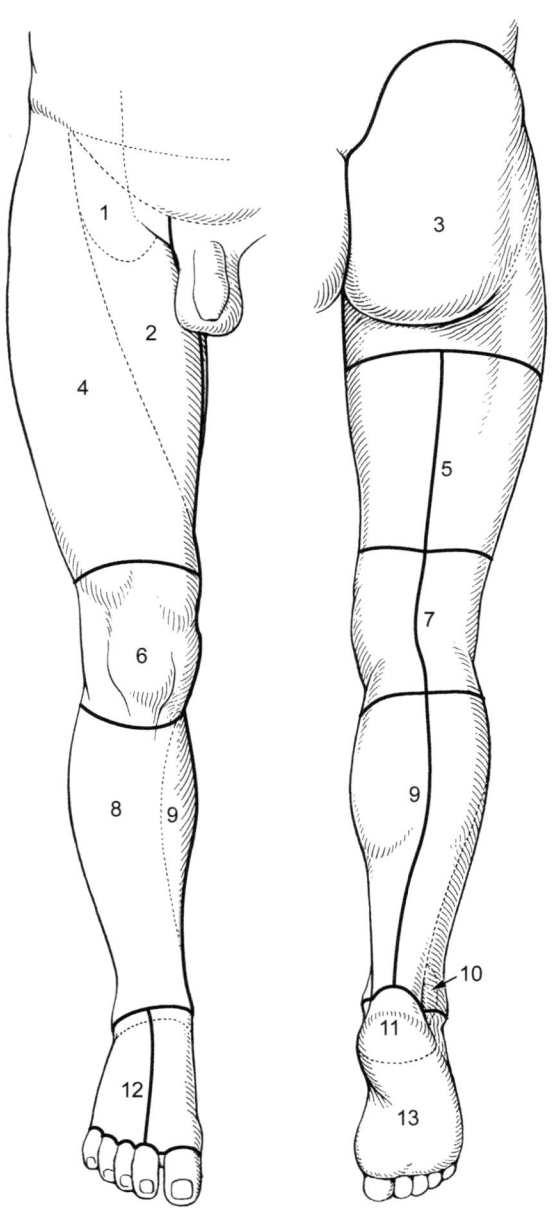

1 Regio subinguinalis
2 Trigonum femorale
3 Regio glutealis
4 Regio femoralis anterior
5 Regio femoralis posterior
6 Regio genus anterior
7 Regio genus posterior
8 Regio curalis anterior
9 Regio curalis posterior
10 „Regio retromalleolaris lateralis"
11 Regio calcanea
12 Dorsum pedis
13 Planta pedis

Muskeln und Nerven des Kopfes und des Halses

Hautschnitte durch Prosektor und Demonstratoren, Abpräparieren der Haut und Entfernen des Panniculus adiposus, dabei ist auf das unmittelbar unter der Haut liegende Platysma zu achten.

Die Faszien werden entfernt, das Platysma und die mimische Muskulatur werden präpariert und die Glandulae parotidea et submandibularis sowie das Corpus adiposum entfernt. Danach werden die Mm. masseter, temporalis, digastricus, stylohyoideus et mylohyoideus dargestellt.

> ♪ Tractus angularis fasciae cervicalis (beim Entfernen der Drüsen)
>
> ♪ N. facialis

Nun werden die Mm. infrahyales, stylopharyngeus, styloglossus, sternocleidomastoideus und der Tractus angularis fasciae cervicalis (und das „Septum interglandulare") präpariert und die Grenzen des Trigonum caroticum dargestellt.

Auf der rechten Seite wird durch die Darstellung des Vorderrandes des M. trapezius die Begrenzung der Regio cervicalis lateralis vervollständigt und die Mm. scaleni, levator scapulae und splenius cervicis präpariert und die Grenzen des Trigonum omoclaviculare dargestellt. Durch Mobilisieren des Halseingeweidestranges können die Mm. longus capitis et cervicis präpariert werden.

Auf der linken Seite wird durch die Darstellung des Vorderrandes des M. trapezius die Begrenzung der Regio cervicalis lateralis vervollständigt und die Mm. scaleni, levator scapulae und splenius cervicis präpariert und die Grenzen des Trigonum omoclaviculare dargestellt.

> ♪ Für beide Seiten: M. omohyoideus

Nun wird der Jochbogen freigelegt, vor dem Kiefergelenk und auf Höhe der Sutura temporozygomatica durchsägt und mit dem M. masseter nach kaudal geklappt. Der Ansatz des M. temporalis wird freigelegt, der Processus coronoideus mandibulae abgesägt und mit dem M. temporalis nach kranial geschlagen.

Auf der rechten Seite werden die Skalenuslücke mit dem Plexus brachialis und der A. subclavia sowie das Trigonum scalenovertebrale dargestellt.

Auf der linken Seite werden die Mm. pterygoidei lateralis et medialis dargestellt. Weiters wird links die infrahyale Muskulatur durchtrennt.

LEICHE WENDEN, Hautschnitte, Abpräparieren der Haut und Entfernen des Panniculus adiposus, Darstellen der Faszien.

♪ Fascia thoracolumbalis

Autochthone Rückenmuskulatur – Kopf- und Halsbereich

Während dieser Präparation soll eine Übersicht über den Bauplan der autochthonen Rückenmuskulatur gewonnen werden. So sind grundsätzlich jederseits ein lateraler, oberflächlicher und ein medialer, tiefer Trakt und dabei die Schräg- von den Geradsystemen zu unterscheiden. Der M. trapezius wird beidseits an seinem Ursprung am Occiput und fingerbreit von den Proc. spinosi bis C7 abgelöst, dabei sind das Lig. nuchae und die Ursprünge der Mm. rhomboidei zu erhalten. Unter Schonung des M. serratus posterior superior werden sodann die Mm. rhomboidei von den Proc. spinosi abgelöst. Die Fascia nuchae wird nun entfernt und die Mm. splenii und semispinales dargestellt. Das Lig nuchae ist zu erhalten. Auf der rechten Seite werden der M. splenius capitis am Ursprung und der M. semispinalis capitis am Ansatz abgelöst wobei auf den Ansatz des M. longissimus capitis zu achten ist. Nun können die kurzen Nackenmuskeln und das Trigonum a. vertebralis dargestellt werden. Auf der linken Seite werden die Mm. splenius capitis und semispinalis capitis lediglich mobilisiert und die kurzen Nackenmuskeln und das Trigonum a. vertebralis so weit als möglich dargestellt.

In weiterer Folge werden die autochthonen Rückenmuskeln bis C7 dargestellt. Rechts werden die Mm. splenius cervicis und semispinales entfernt, der M. longissimus capitis an seinem Ursprung abgelöst und die Mm. interspinales et intertransversarii cervicis, spinalis cervicis, longissimus cervicis und multifidus präpariert. Abschließend werden der Venter posterior des M. epicranius und die Galea aponeurotica dargestellt.

Muskeln und Nerven der oberen Extremität

Hautschnitte durch Prosektor und Demonstratoren, Abpräparieren der Haut und Entfernen des Panniculus adiposus, dabei ist im Trigonum clavipectorale die Durchtrittsstelle der V. cephalica durch die Fascia clavipectoralis, im Sulcus bicipitalis medialis auf den Hiatus basilicus und die V. basilica und an der Palma manus auf die Palmaraponeurose zu achten.

Im Bereich der Schulter wird die Faszie entfernt und die Mm. deltoideus, pectoralis major (Ansatz), pectoralis minor, coracobrachialis, biceps brachii, subscapularis, latissimus dorsi (Ansatz), teres major (Ansatz) und serratus anterior (Ansatz) präpariert.

Auf der rechten Seite werden die Mm. pectoralis major und deltoideus entfernt, die Bursa subacromialis eröffnet, die Ansätze der Mm. subscapularis, supra-spinatus, infraspinatus et teres minor dargestellt sowie die Mm. subclavius, pectoralis minor, coracobrachialis und biceps brachii dargestellt. Der Nerven-strang der Axilla wird präpariert. Die Foramina axillaria und der Verlauf des N. axillaris werden dargestellt.

Auf der linken Seite werden im Trigonum clavipectorale die Ursprünge der Mm. coracobrachialis et Caput breve m. bicipitis brachii und der Ansatz des M. pectoralis minor präpariert. Weiters werden die Begrenzungen der Fossa axillaris und die Foramina axillaria von ventral dargestellt.

Die Faszie am Oberarm und Unterarm wird entfernt wobei die Aponeurosis m. bicipitis brachii erhalten bleibt. Die ventralen Muskelgruppen des Oberarmes und des Unterarmes werden präpariert sowie das Retinaculum flexorum dargestellt.

Auf der rechten Seite wird die oberflächliche Schichte der ventralen Unterarm-muskeln (Mm. pronator teres, flexor carpi radialis, palmaris longus, flexor digitorum superficialis und flexor carpi ulnaris) vom Ursprung abgelöst und die tiefe ventrale Muskelgruppe präpariert. Dabei ist auf den Verlauf des

R. profundus n. radialis durch den M. supinator (*Frohse*scher Sehnenbogen) zu achten.

Auf der rechten Seite wird die Palmaraponeurose abpräpariert und bleibt am M. palmaris longus hängen. Das Retinaculum flexorum und die Vaginae fibrosae werden eröffnet, die Beugersehnen an der Muskel-Sehnengrenze durchtrennt und die kurzen Fingermuskeln an der Palma manus präpariert.

Auf der linken Seite wird der Canalis carpi nicht eröffnet. Die Vaginae fibrosae werden dargestellt. Am 2., 4. und 5. Finger werden die Pars anularis und Pars cruciformis begrenzt. Die kurzen Fingermuskeln werden so weit als möglich präpariert.

LEICHE WENDEN, Hautschnitte, Abpräparieren der Haut und Entfernen des Panniculus adiposus, Darstellen der Faszien.

Die Faszie im Bereich der Schulter wird entfernt und die Schultermuskulatur von dorsal präpariert. Die Mm. trapezius, rhomboidei und latissimus dorsi werden an der Muskel-Sehnengrenze durchtrennt und die Foramina axillaria dargestellt. Nun wird die Faszie am Oberarm und Unterarm entfernt und die dorsale Muskelgruppe des Oberarmes sowie die radiale und dorsale Muskelgruppe der Unterarmmuskeln bis zum Retinaculum extensorum werden präpariert.

Auf der rechten Seite werden die Sehnenfächer eröffnet, die Muskeln an der Muskel-Sehnengrenze durchtrennt und die oberflächliche Schichte der dorsalen Muskelgruppe (Mm. extensor digitorum, extensor digiti minimi und extensor carpi ulnaris) entfernt. Anschließend wird die tiefe Muskelgruppe der dorsalen Unterarmmuskeln dargestellt. Dabei ist auf den Austritt des R. profundus n. radialis am M. supinator zu achten.

Auf der linken Seite bleibt das Retinaculum extensorum erhalten, die Muskeln werden mobilisiert und die tiefe Schichte so weit als möglich präpariert.

Abschließend werden die Strecksehnen, die Dorsalaponeurose und die Mm. interossei dorsales dargestellt.

Muskeln des Stammes

Hautschnitte durch Prosektor und Demonstratoren, abpräparieren der Haut und entfernen des Panniculus adiposus, Darstellung der Faszie.

Die Faszie wird entfernt und die Mm. pectoralis major, serratus anterior latissimus dorsi, obliquus externus abdominis und die Externusaponeurose werden präpariert.

- *ꝥ* Lamina anterior vaginae m. recti abdominis
- *ꝥ* *Camper*sche Faszie
- *ꝥ* Anulus inguinalis superficialis
- *ꝥ* Lig. fundiforme penis sive clitoridis
- *ꝥ* Durchtrittstellen der Nerven und Gefäße

Auf der rechten Seite werden die Mm. pectoralis major et minor an der Muskel-Sehnengrenze durchtrennt und entfernt. Die Ursprungszacken des M. serratus anterior werden von den Rippen abgelöst. Danach werden die Mm. intercostales externi präpariert. In drei Interkostalräumen werden die Mm. intercostales externi entfernt und die Mm. intercostales interni dargestellt. In einem Interkostalraum werden auch die Mm. intercostales interni entfernt und der jeweilige N. intercostalis präpariert.

Auf der linken Seite wird die *Gerdy*sche Linie dargestellt, danach der M. obliquus externus abdominis gefenstert und der M. obliquus internus abdominis dargestellt. Dieser wird ebenfalls gefenstert und der M. transversus abdominis zur Ansicht gebracht.

Nun wird der Anulus inguinalis superficialis mit seinen Begrenzungen dargestellt.

Auf der rechten Seite wird das vordere Blatt der Rectusscheide eröffnet. Der longitudinal geführte Schnitt verläuft parallel zur Linea alba einen Querfinger von dieser entfernt.

⌨ **V e r w a c h s u n g s s t e l l e n   d e r   I n t e r s e c t i o n e s   t e n d i n e a e   a m   V o r d e r b l a t t   d e r   R e c t u s s c h e i d e**

Die Mm. pyramidalis et rectus abdominis werden präpariert, letzterer auf Höhe des Nabels quer durchtrennt und die Hinterwand der Rectusscheide dargestellt. Auf der linken Seite wird der Leistenkanal vom Anulus inguinalis superficialis schichtweise eröffnet, die Hüllen des Samenstranges, sein Inhalt und der Anulus inguinalis profundus dargestellt.

Auf der rechten Seite wird zunächst der M. obliquus externus abdominis an seinem Ursprung abgelöst und nach medial geschlagen. Der M. obliquus internus abdominis wird präpariert, danach an seinem Ursprung abgelöst, nach medial geschlagen und der M. transversus abdominis dargestellt.

Auf der linken Seite wird das Lig. interfoveolare aufgesucht und der Leistenkanal mit seinen Wänden übersichtlich dargestellt.

LEICHE WENDEN, Hautschnitte, Abpräparieren der Haut und Entfernen des Panniculus adiposus. Die Faszien werden dargestellt, wobei besonders auf die Fascia thoracolumbalis zu achten ist.

Die Faszie wird nun entfernt und die Mm. trapezius, latissimus dorsi und obliquus externus abdominis präpariert. Die Begrenzung des Trigonum lumbale wird dargestellt und im Trigonum der M. obliquus internus abdominis präpariert.

Der M. trapezius wird beidseits fingerbreit von den Procc. spinosi abgelöst, dabei sind die Ursprünge der Mm. rhomboidei zu erhalten. Der M. latissimus dorsi wird an seinem Ursprung entlang der Fascia thoracolumbalis durchtrennt und nach lateral geschlagen. Dabei muss auf den M. serratus posterior inferior geachtet werden. Anschließend wird das oberflächliche Blatt der Fascia thoraco-lumbalis abgetragen. Nach Ablösen der Mm. serratus posterior superior et inferior von ihren Ursprüngen wird die autochthone Rückenmuskulatur darge-stellt. Dabei ist die grundlegende Gliederung in den lateralen und medialen Trakt und in Schräg- und Geradsysteme und deren Bedeutung für die Funktion zu erkennen.

Zunächst wird die Faszie entfernt, und der oberflächlich liegende Anteil des M. erector spinae, der laterale Trakt, ist in seine zwei Bestandteile, die Mm. ilio-costales thoracis et lumborum sowie die Mm. longissimi thoracis et cervicis zu trennen. Beide Muskeln gehören dem Geradsystem an, während die dem lateralen Trakt angehörenden Mm. splenii, die das Schrägsystem bilden, von den Kopfpräparanten dargestellt werden. Nun werden die Mm. levatores costarum dargestellt.

Anschließend wird der mediale Trakt dargestellt, und zwar wiederum als ein Anteil des Geradsystems im Brustbereich der M. spinalis und erst dann die Muskeln des Schrägsystems. Dazu gehören im Brustbereich der M. semispinalis thoracis, der M. multifidus und als tiefste Muskeln die Mm. rotatores longi et breves.

Alle diese Muskeln werden schichtweise entfernt, und zwar immer in gemein-samer Arbeit mit den übrigen Präparanten. Dabei muss beachtet werden, dass die Gliederung in einen lateralen und medialen Trakt sowie in Schräg- und Geradsysteme immer im Zusammenhang mit den übrigen Regionen gesehen wird.

Der M. iliocostalis lumborum und der M. longissimus thoracis werden als Anteile des lateralen Traktes dargestellt und entfernt. Damit wird der mediale Trakt sichtbar und der M. multifidus als Teil des Schrägsystems freigelegt. Nach Ent-fernung dieses Muskels können die Mm. intertransversarii mediales lumborum als Teil des Geradsystems sichtbar gemacht werden.

Muskeln und Nerven der unteren Extremität

Hautschnitte durch Prosektor und Demonstratoren, abpräparieren der Haut und Entfernen des Panniculus adiposus, dabei ist im Trigonum femorale auf die durch den Hiatus saphenus durchtretende V. saphena magna, im Kniebereich auf die Retinacula patellae und an der Planta pedis auf die Plantaraponeurose zu achten.

Im Bereich des Oberschenkels wird die Fascia lata entfernt und der M. iliopsoas, die Gruppe der Adduktoren sowie die vordere Gruppe der Oberschenkelmuskeln werden präpariert.

♪ Tractus iliotibialis

♪ Lacunae musculorum et vasorum

♪ Canalis femoralis

♪ Arcus iliopectineus

Auf die Darstellung der Membrana vastoadductoria und des Canalis adductorius ist besonders zu achten.

Auf der rechten Seite wird der M. pectineus an seinem Ursprung abgelöst, nach unten geschlagen und der M. obturator externus sowie der Canalis obturatorius mit dem N. obturatorius präpariert.

Nun wird die Faszie des Unterschenkels und des Dorsum pedis entfernt und die Retinacula patellae, mm. extensorum superius et inferius, mm. flexorum sowie mm. fibularium superius et inferius dargestellt. Danach folgt die Präparation der vorderen und seitlichen Gruppe der Unterschenkelmuskeln.

Auf der rechten Seite werden die Muskeln an der Muskel-Sehnengrenze durchtrennt, die Retinacula mm. extensorum eröffnet und die kurzen Muskeln am Dorsum pedis und die Dorsalaponeurose der Zehen präpariert.

Auf der linken Seite werden die Retinacula nicht durchtrennt, die Sehnen und Muskeln lediglich mobilisiert und die kurzen Fußmuskeln am Dorsum pedis so weit als möglich dargestellt.

Nun werden die kurzen Großzehen- und Kleinzehenmuskeln sowie die Plantaraponeurose präpariert.

Auf der rechten Seite werden die Mm. fibulares an der Muskel-Sehnengrenze durchtrennt und die Retinacula mm. fibularium eröffnet. Anschließend werden die Septa plantaria mediale et laterale der Plantaraponeurose durchtrennt und diese von vorne nach hinten abpräpariert, wobei die Aponeurose am M. flexor digitorum brevis hängen bleibt. Der Muskel wird dann mit der Aponeurose am Tuber calcanei abgelöst und nach distal geschlagen. Jetzt werden die Vaginae fibrosae der Zehenbeuger eröffnet und die tiefe Schichte der plantaren Muskeln präpariert.

Auf der linken Seite wird die Plantaraponeurose erhalten, jedoch an ihren Seitenrändern mobilisiert und die Muskeln so weit als möglich dargestellt.

Auf der rechten Seite wird das Retinaculum mm. flexorum eröffnet und die Sehnen der tiefen hinteren Muskelgruppe an der Muskel-Sehnengrenze durchtrennt. Die Sehnen der Mm. flexor digitorum et hallucis longus werden durch den Canalis tarsi durchgezogen, der M. quadratus plantae am Ursprung abgelöst und mit den Beugesehnen nach vorne geschlagen. Damit können der M. adductor hallucis und die Mm. interossei dargestellt und alle kurzen Muskeln der Planta pedis fertig präpariert werden.

Auf der linken Seite wird der M. abductor hallucis nahe dem Ursprung durchtrennt und damit der Canalis tarsi eröffnet. Danach wird der Verlauf der Sehnen und Nerven zur Planta pedis dargestellt. Danach werden alle kurzen Fußmuskeln soweit als möglich präpariert.

LEICHE WENDEN, Hautschnitte, Abpräparieren der Haut und Entfernen des Panniculus adiposus, Darstellen der Faszien.

Am Oberschenkel wird die Faszie entfernt und die Mm. glutaei maximus und medius sowie die hintere Gruppe der Oberschenkelmuskeln präpariert.

Auf der rechten Seite wird der M. glutaeus maximus so weit als möglich unterminiert und danach nahe seinem Ansatz am Trochanter major senkrecht auf seine Faserrichtung durchtrennt und nach medial geschlagen, wobei der N. glutaeus inferior erhalten bleibt. Dabei ist auf den Muskelursprung am Lig. sacrotuberale zu achten und dieses darzustellen. Nun werden die Mm. piriformis, gemelli, quadratus femoris, die Sehne des M. obturator internus und die Foramina ischiadica mit den durchtretenden Muskeln bzw. Sehnen und Nerven präpariert. Zu beachten ist, dass der N. ischiadicus häufig bereits geteilt aus dem Foramen infrapiriforme austritt. Der M. glutaeus medius wird von seinem Ursprung abgelöst und der M. glutaeus minimus mit dem Verlauf des N. glutaeus superior dargestellt. Danach wird der M. quadratus femoris am Tuber ischiadicum abgelöst, nach lateral geschlagen und der M. obturator externus dargestellt. Das Corpus adiposum fossae ischioanalis wird entfernt und der M. obturator internus bis zum Arcus tendineus m. levatoris ani präpariert. Dabei ist auf den Canalis pudendalis (*Alcock*scher Kanal) mit dem N. pudendus zu achten.

Auf der linken Seite werden die Muskeln weitestgehend mobilisiert und dargestellt, ebenso wird die Fossa ischioanalis wie auf der rechten Seite dargestellt.

Die Fascia cruris wird entfernt, der Ansatz der ischiocruralen Muskelgruppe und die oberflächliche Schichte der hinteren Gruppe der Unterschenkelmuskeln werden präpariert. In der Fossa poplitea wird der Hiatus adductorius dargestellt.

Auf der rechten Seite werden das Caput mediale und Caput laterale des M. gastrocnemius distal ihres Ursprunges unter Schonung der Kniegelenkkapsel durchtrennt und die Mm. soleus, plantaris und popliteus präpariert. In weiterer Folge wird der Arcus tendineus m. solei dargestellt. Dabei ist auf den N. tibialis zu achten. Abschließend wird die tiefe Schichte der hinteren Unterschenkelmuskeln präpariert.

Auf der linken Seite werden die oberflächlichen Muskeln mobilisiert und die tiefen Muskeln soweit als möglich dargestellt.

Topographische Präparation

Regio cervicalis ventrolateralis subcutanea, Punctum nervosum sinistrum

Hautschnitte:

1. Beginnend an der Protuberantia occipitalis externa über den Processus mastoideus zum Angulus mandibulae. Von dort entlang des Unterkieferrandes bis zum Kinn.

2. Vom Kinn einen Medianschnitt bis zur Incisura jugularis des Sternums.

3. Vom Oberrand des Manubrium sterni nach lateral entlang der Clavicula bis zum Acromion.

Die Haut wird, an der Medianlinie beginnend, abpräpariert und nach hinten umgeschlagen. Dabei ist darauf zu achten, dass das subkutan liegende Platysma nicht verletzt wird. Im kranialen Bereich muss die Haut jedenfalls bis hinter den Processus mastoideus zurückpräpariert werden. Darstellung des Platysma ohne Verletzung der darunter liegenden Faszie. Am Hinterrand des Platysma wird etwa dort, wo es sich mit dem Hinterrand des M. sternocleidomastoideus (der unter der Faszie tastbar ist) kreuzt, das Punctum nervosum aufgesucht. Dabei sind folgende Nervenzweige zu präparieren: 1. N. auricularis magnus, 2. N. occipitalis minor, 3. N. transversus colli.

Außerdem wird der kraniale Abschnitt (soweit sichtbar) der V. jugularis externa dargestellt.

Anschließend wird das Platysma entlang des Verlaufes des N. transversus colli unter Beachtung, dass die diesen überkreuzende V. jugularis externa nicht verletzt wird, durchtrennt. Dabei darf die sichtbar werdende Fascia cervicalis superficialis nicht zerstört werden. Der kraniale und kaudale Teil des Platysma werden zurückgeschlagen, der kaudale dabei vollständig entfernt. Der kraniale Teil wird auf das Gesicht hinaufgeschlagen und dabei die vom R. colli n. facialis und vom N. transversus colli gebildete Ansa cervicalis superficialis dargestellt.

Schließlich werden die peripheren Abschnitte der Nn. supraclaviculares mediales, intermedii und laterales im Bereich der Clavicula aufgesucht und damit wird eine Übersicht über alle oberflächlich liegenden Gebilde der seitlichen Halsregion gewonnen.

Regio cervicalis ventrolateralis subcutanea, Punctum nervosum dextrum

Hautschnitte:

1. Beginnend an der Protuberantia occipitalis externa über den Processus mastoideus zum Angulus mandbulae. Von dort entlang des Unterkieferrandes bis zum Kinn.

2. Vom Kinn einen Medianschnitt bis zur Incisura jugularis des Sternums.

3. Vom Oberrand des Manubrium sterni nach lateral entlang der Clavicula bis zum Acromion.

Die Haut wird, an der Medianlinie beginnend, abpräpariert und nach hinten umgeschlagen. Dabei ist darauf zu achten, dass das subkutan liegende Platysma nicht verletzt wird. Im kranialen Bereich muss die Haut jedenfalls bis hinter den Processus mastoideus zurückpräpariert werden. Darstellung des Platysma ohne Verletzung der darunter liegenden Faszie. Am Hinterrand des Platysma wird etwa dort, wo es sich mit dem Hinterrand des M. sternocleidomastoideus (der unter der Faszie tastbar ist) kreuzt, das Punctum nervosum aufgesucht. Dabei sind folgende Nervenzweige zu präparieren: 1. N. auricularis magnus, 2. N. occipitalis minor, 3. N. transversus colli.

Außerdem wird der kraniale Abschnitt (soweit sichtbar) der V. jugularis externa dargestellt.

Anschließend wird das Platysma entlang des Verlaufes des N. transversus colli unter Beachtung, dass die diesen überkreuzende V. jugularis externa nicht verletzt wird, durchtrennt. Dabei darf die sichtbar werdende Fascia cervicalis superficialis nicht zerstört werden. Der kraniale und kaudale Teil des Platysma werden zurückgeschlagen, der kaudale dabei vollständig entfernt. Der kraniale Teil wird auf das Gesicht hinauf geschlagen und dabei die vom R. colli n. facialis und vom N. transversus colli gebildete Ansa cervicalis superficialis dargestellt.

Schließlich werden die peripheren Abschnitte der Nn. supraclaviculares mediales, intermedii und laterales im Bereich der Clavicula aufgesucht und damit wird eine Übersicht über alle oberflächlich liegenden Gebilde der seitlichen Halsregion gewonnen.

Subkutane Schichte der Regio thoracica anterior

Hautschnitte:

1. Medianschnitt von der Incisura jugularis bis zum Processus xiphoideus.

2. Vom Processus xiphoideus entlang des Rippenbogens bis zur hinteren Axillarlinie.

3. Entlang der Clavicula über das Acromion bis zur Tuberositas deltoidea.

4. Von der Tuberositas deltoidea kreisförmig über den Sulcus bicipitalis medialis bis zur hinteren Achselfalte.

5. Umschneidung der Areola mammae.

Abtragung der Haut von der Medianlinie beginnend. Darstellung der Brustdrüse mit ihrem Achselfortsatz (Processus lateralis) sowie des lateralen Gefäßstieles (Rr. mammarii laterales der A. u. V. thoracica lateralis) derselben. Darstellung der Faszie und der durch diese hindurchtretenden Nerven- und Gefäß-endigungen. Dabei ist auf die dünne Vagina m. recti abdominis im Bereich des Thorax zu achten, die ebenso wie die gesamte Faszie nicht verletzt werden soll.

Subkutane Schichte der Regio abdominalis anterior

Hautschnitte:

1. Kreisförmiges Umschneiden des Nabels.

2. Medianschnitt, beginnend am Processus xiphoideus unter Freilassung ces Nabels über die Penis- (Clitoris-)wurzel und das Dorsum penis (clitoricis) bis zur Corona glandis.

3. Von der Penis-(Clitoris-)wurzel aus entlang des Leistenbandes und der Crista iliaca bis zur Spina iliaca posterior superior.

Ablösen der Haut von der Mitte beginnend unter Schonung des Nabels. Entfernen des Fettgewebes und Darstellung der unverletzten Faszie mit den durch diese hindurchtretenden Nerven- und Gefäßendigungen. Dabei sind besonders zu beachten: A. und V. epigastrica superficialis, V. dorsalis penis (subcutanea), V. thoracoepigastrica, A. u. V. circumflexa ilium superficialis, Vv. paraumbilicales, Rr. cutanei anterior et lateralis n. iliohypogastrici.

Subkutane Schichte der Regio femoralis anterior, Hiatus saphenus

Hautschnitt: Beginnend am Tuberculum pubicum entlang der medialen Seite des Oberschenkels bis zum Epicondylus medialis femoris.

Zunächst werden die subkutanen Gefäße aufgesucht, und zwar die V. saphena magna (falls vorhanden eine V. saphena accessoria medialis und/oder lateralis), die Vasa epigastrica superficialia, die Vasa circumflexa ilium superficialia und die Vasa pudenda externa. Ohne die Faszie zu verletzen wird das Fettgewebe entfernt, und die Rr. cutanei anteriores des N. femoralis sowie der R. femoralis des N. genitofemoralis werden präpariert.

Im Bereich des Hiatus saphenus müssen die Nodi lymphatici inguinales superficiales (superomediales, superolaterales und inferiores) sowie einige Lymphbahnen dargestellt werden. Man achte darauf, dass die Fascia cribrosa vorläufig noch nicht verletzt wird.

Erst nach Darstellung aller genannten Gebilde kann die Fascia cribrosa stumpf entlang des Margo falciformis (mit dem Cornu superius und dem Cornu inferius) entfernt werden. Damit ist der Hiatus saphenus begrenzt, und man stellt innerhalb dieser Öffnung – die subkutanen Gefäße als Leitgebilde benutzend – die V. femoralis, A. femoralis und, soweit möglich, den N. femoralis dar.

Regio mediana cervicis

Die Präparanten arbeiten gemeinsam!

Die bereits dargestellte Lamina superficialis fasciae cervicalis (= Fascia cervicalis superficialis) wird, am Zungenbein beginnend, bis zur Incisura jugularis in der Medianen durchtrennt und nach lateral umgeschlagen. Vorsicht auf die darunter liegenden Gebilde! Damit wird das Spatium interfasciale sichtbar und der Arcus venosus juguli, die Vv. jugulares anteriores und das Lig. interclaviculare frei-präpariert.

Anschließend wird die Lamina praetrachealis fasciae cervicalis (= Fascia cervicalis media) unter Beiseiteschieben der vorher dargestellten Venen medial durchtrennt und der zentrale Halsbindegewebsraum eröffnet. Darstellung der Unterzungenbeinmuskulatur und der Glandula thyroidea mit den Aa. und Vv. thyroideae superiores, die auf der Drüse verfolgt werden. Präparation des Lig. cricothyroideum und Aufsuchung des R. cricothyroideus, der aus dem R. glandularis anterior der A. thyroidea superior stammt.

Im Weiteren sollen unter Entfernung des Fettgewebes der Plexus thyroideus impar und die Trachea sichtbar gemacht werden. Rechts soll – soweit möglich – der Truncus brachiocephalicus dargestellt werden, während links in der Tiefe unter Verdrängung der Glandula thyroidea der N. laryngeus recurrens aufge-sucht werden soll.

Praktischer Hinweis: Abschließend können die Trachea und das Lig. crico-thyroideum (Conus elasticus) im Sinne einer Tracheotomie und Coniotomie er-öffnet bzw. durchschnitten werden.

Subkutane Schichte der Regio thoracica lateralis und der Regio axillaris

Damit wird anschließend an die vorhergehende Präparation die Haut weiter abgelöst, um die subkutanen Schichten der seitlichen Thoraxwand und der Axilla sichtbar zu machen. Ohne Verletzung der Faszie ist der axilläre Gefäßstiel der Brustdrüse bis zum Eintritt in die Fascia axillaris zu verfolgen.

Außerdem kann der N. (oder die Nn.) intercostobrachialis aufgesucht werden. Ebenfalls achte man auf die an der Haut verbleibenden Schweißdrüsen (Glandulae sudoriferae), die als bräunliche Knötchen imponieren. Auf der Fascia axillaris findet man die oberflächlichen axillären Lymphknoten. In der Faszie eingewebt zeigen sich manchmal sehnige Faserzüge zwischen M. latissimus dorsi und M. pectoralis major (*Langer*scher Achselbogen).

An der seitlichen Thoraxwand kann jetzt die in ihrem peripheren Abschnitt von den Bauchpräparanten bereits dargestellte V. thoracoepigastrica aufgesucht und bis zu ihrem Eintritt in die Fascia axillaris verfolgt werden.

Durch Entfernung des subkutanen Gewebes gewinnt man so über die oberflächlichen Faszienverhältnisse des Thorax und des Überganges auf den Arm eine Übersicht.

Subfasziale Schichte der Regio abdominalis anterior

Lateral beginnend – etwa im Bereich der mittleren Axillarlinie – wird vorsichtig die Faszie vom M. obliquus externus abdominis abgelöst und nach vorne präpariert. Dabei ist besonders im Bereich des Überganges des Muskelfleisches in die Aponeurose darauf zu achten, dass diese nicht verletzt wird. Die Faszie wird vollständig entfernt. Große Vorsicht ist im Bereich der Crura inguinalia und der Fibrae intercrurales walten zu lassen, um den Übergang der Aponeurose in die Fascia spermatica externa nicht zu verletzen. Der Anulus inguinalis superficialis, der ein Kunstprodukt ist, soll noch nicht begrenzt werden. Die Fascia spermatica externa ist auf dem Samenstrang bis zum Hoden zu verfolgen. Bei der Frau ist die Einstrahlung in die Labia majora darzustellen.

Auf den knapp oberhalb des Crus mediale aus der Aponeurose austretenden R. cutaneus anterior des N. iliohypogastricus ist zu achten.

Regio femoralis anterior

Nach Freilegung des M. sartorius wird die Fascia lata bis zum Tractus iliotibialis (der mit dem M. tensor fasciae latae erhalten bleiben soll) abgetragen und entfernt. Die im Hiatus saphenus bereits aufgesuchte A. femoralis wird nach distal verfolgt bis zu der (sich zwischen M. adductor magnus und Vastus medialis des M. quadriceps femoris ausspannenden) Membrana vastoadductoria. Deren proximaler Rand wird stumpf begrenzt, die A. und V. femoralis sowie der mit den Gefäßen in den Addukturenkanal eingetretene N. saphenus, werden zur Ansicht gebracht. Die Äste der A. femoralis im Bereich des Trigonum femorale sind darzustellen.

Man präpariert die A. profunda femoris und verfolgt diese bis zum proximalen Rand des M. adductor longus unter gleichzeitiger Darstellung der Aa. perforantes (2-3). Die A. circumflexa femoris lateralis entspringt meist als erster Ast aus der A. profunda femoris und ist inklusive ihres Ramus ascendens und ihres R. descendens sichtbar zu machen. Die A. circumflexa femoris medialis ist ebenfalls zur Ansicht zu bringen. Ebenso sind die einzelnen Zweige des N. femoralis sowie die Äste der V. femoralis darzustellen. Schließlich werden die Muskeln präpariert und zwar vor allem die Adduktorengruppe einschließlich des M. pectineus. Am distalen Rand dieses Muskels wird der R. anterior des N. obturatorius aufgesucht.

Zum Abschluss der Präparation wird die Membrana vastoadductoria übersichtlich dargestellt und der in variabler Höhe durch diese Membran hindurch ziehende N. saphenus an seiner Austrittstelle aufgesucht. Ebenso ist die A. genus descendens, die mit ihm gemeinsam oder aber getrennt von ihm die Membran durchbricht, darzustellen.

Man achte bei dieser Präparation auf die häufigen Varietäten der Äste der A. femoralis und auf die Varietäten im Verlauf des N. saphenus.

Regio parotideomasseterica dextra und Regio facialis lateralis dextra

Hautschnitte:

1. Beginnend an der Ohrmuschel Schnittführung entlang des oberen Randes des Jochbogens bis ca. 1 cm lateral vom Orbitarand entfernt.

2. Anschließend wird im gleichen Abstand der Margo infraorbitalis umschnitten, der Schnitt endet an der Nasenwurzel (Nasion).

3. Vom Ende des zweiten Schnittes in der Medianen entlang des Nasenrückens bis zur Nasenspitze (Pronasale).

4. Von hier aus wird der Nasenflügel bis zur Nasolabialfurche umschnitten und dann bis zur Medianen in die Nasen-Lippen-Rinne (Philtrum) geführt (endet also am Subnasale).

5. In der Fortsetzug des vierten Schnittes im Philtrum bis zum Lippenrot, am Rand des Lippenrots entlang um die Mundspalte bis zur Medianen der Unterlippe und schließlich in der Medianen bis zum Kinn.

Die Haut wird, beginnend in der Medianen, nach hinten abpräpariert und soll vor der Ohrmuschel hängen bleiben.

Nach Freilegung der Glandula parotidea werden die Äste des N. facialis am vorderen und oberen Parotisrand dargestellt und bis zur mimischen Muskulatur verfolgt. Dabei ist auf den Ductus parotideus und eine allenfalls vorhandene akzessorische Ohrspeicheldrüse sowie auf die A. transversa faciei zu achten. Gleichzeitig wird die sichtbare mimische Muskulatur präpariert.

Anschließend werden die Vasa facialia am Vorderrand des M. masseter freigelegt und nach aufwärts verfolgt, wobei die Äste dieser Gefäße darzustellen sind. Zwischen M. masseter und den Vasa facialia befindet sich das Corpus adiposum buccae, das zunächst erhalten bleibt.

Zum Abschluss der Präparation werden am Oberrand der Glandula parotidea, parallel dem Crus helicis, die A. u. V. temporalis superficialis und der N. auriculotemporalis aufgesucht. Man beachte dabei die variable Lage des relativ zarten N. auriculotemporalis zu den Gefäßen. Häufig liegt er in einer Schlinge der Arterie, manchmal jedoch auch am weitesten dorsal hinter der Vene.

Regio cervicalis lateralis dextra, 1. und 2. Schichte

Zunächst wird das Stratum primum – das Spatium interfasciale supraclaviculare – dargestellt. Dazu wird die oberflächliche Halsfaszie am Hinterrand des M. sternocleidomastoideus und an der Clavicula vorsichtig abgelöst und nach dorsal umgeschlagen. Damit wird der Vorderrand des M. trapezius sichtbar. Es werden die Nn. supraclaviculares mediales, intermedii und laterales vollständig freigelegt, die V. jugularis externa bis zum Hiatus falciformis (d. i. ihr Durchtritt durch die Lamina praetrachealis fasciae cervicalis) dargestellt. Weiters werden, am Hinterrand des M. sternocleidomastoideus beginnend, der R. externus des N. accessorius und ein R. trapezius aus dem Plexus cervicalis aufgesucht und bis zum Vorderhand des M. trapezius verfolgt. Periphere Anteile der V. cervicalis superficialis können zur Ansicht gebracht werden.

Anschließend wird das Stratum secundum dargestellt. Dazu muss die mittlere Halsfaszie (= Lamina praetrachealis fasciae cervicalis) durchtrennt werden. Im Bereich des Trigonum omoclaviculare handelt es sich dabei um eine relativ derbe und feste Membran, die häufig fälschlich allein als Fascia cervicalis media bezeichnet wird. Jedoch setzt sich diese Faszie, allerdings als dünnes Blatt, über den M. omohyoideus hinaus fort. In diesem Bereich, oberhalb und hinter dem M. omohyoideus, strahlt die lamina praetrachealis in die Lamina praevertebralis fasciae cervicalis ein. Die Lamina praetrachealis wird nach hinten umgelegt und die A. u. V. cervicalis superficialis werden weiter freigelegt. Der M. omohyoideus (Venter inferior) wird mit seiner Innervation dargestellt. Im Trigonum omoclaviculare wird die Einmündung der V. jugularis externa in die V. subclavia zur Ansicht gebracht. Dabei ist es zweckmäßig, die Schulter nach abwärts zu drängen, um ein übersichtliches Arbeitsfeld zu haben. In dem vorher genannten Dreieck können abschließend auch die zentralen Abschnitte der A. u. V. cervicalis superficialis dargestellt und das Fettgewebe entfernt werden.

Subfasziale Gebilde der Regio thoracica anterior et lateralis

Die Fascia pectoralis wird, in der Medianen beginnend, unter Schonung der Rectusscheide abgetragen. Damit werden der M. pectoralis major sowie der an der seitlichen Thoraxwand liegende M. serratus anterior freigelegt. Im Sulcus deltoideopectoralis wird die V. cephalica aufgesucht. Dabei ist zu beachten, dass die Axilla in diesem Präparationsabschnitt noch nicht auspräpariert wird (die Fascia axillaris also unversehrt bleibt), sondern lediglich die laterale Thoraxwand bis zur hinteren Achselfalte sichtbar gemacht wird.

Im seitlichen Thoraxbereich ist der zackenförmige Ursprung des M. serratus anterior bzw. von der 5. Rippe an auch der des M. obliquus externus abdominis darzustellen.

An Gefäßen finden sich seitlich die Vasa thoracica lateralia sowie etwas weiter dorsal von diesen, der den M. serratus anterior innervierende N. thoracicus longus. Außerdem findet man am weitesten dorsal die Vasa thoracodorsalia und den N. thoracodorsalis.

Canalis inguinalis, I. Akt

Nachdem über die Aponeurose des M. obliquus externus abdominis und beim Mann außerdem über die Fascia spermatica externa eine Übersicht gewonnen wurde, kann diese am Anulus inguinalis superficialis parallel zu den Crura inguinalia sowie entlang des Samenstranges durchtrennt und abpräpariert werden. Damit wird der äußere Leistenring durch die Crura deutlich begrenzt und der M. cremaster (= Fascia cremasterica cum m. cremastere) freigelegt. Man achte dabei auf den meist lateral und kaudal vom Funiculus spermaticus verlaufenden N. ilioinguinalis. Ebenso kann jetzt das Lig. (inguinale) reflexum besichtigt werden.

Im Folgenden unterminiert man die Aponeurose des M. obliquus externus abdominis, indem man eine Pinzette in den Leistenkanal einführt. Entlang dieser Pinzette kann nun die vordere Wand desselben, also die Aponeurose des äußeren schrägen Bauchmuskels, am Anulus inguinalis superficialis beginnend, aufgeschnitten werden. Damit wird der M. cremaster, als kaudaler Anteil des M. obliquus internus abdominis in seiner ganzen Ausdehnung sichtbar. Es ist auch auf jene Fasern, die vom kranialen Rand des Lig. inguinale innerhalb des Leistenkanals ihren Ursprung nehmen, zu achten. Man beachte auch den Verlauf des N. ilioinguinalis, der ebenfalls präpariert wird.

Bei der Frau wird nach Entfernung einer dünnen Faszie, die eine Fortsetzung der Aponeurose darstellt das Lig. teres uteri sichtbar, dessen Einstrahlung in das Labium majus darzustellen ist. Im Weiteren wird die Präparation des Leistenkanals durch Eröffnung desselben fortgesetzt.

Regio facialis anterior dextra

Unter Entfernung des Corpus adiposum buccae wird der Ductus parotideus bis zum M. buccinator, durch den er hindurchzieht, verfolgt. Der Ductus parotideus endet an der Papilla parotidea im Vestibulum oris. Am vorderen Rand des M. masseter wird der N. buccalis, der die Wangenschleimhaut innerviert, dargestellt. Außerdem können die Vasa facialia vollständig zur Ansicht gebracht werden.

Am Corpus mandibulae wird der N. mentalis mit den Vasa mentalia aufgesucht. Man findet ihn, wenn man eine Senkrechte durch das Foramen infraorbitale legt.

Der Hautschnitt kann jetzt bis zum Nasenrücken verlängert und so die Regio nasalis dargestellt werden. Dabei ist der M. nasalis zu präparieren und der R. nasalis externus, als Endast des N. ethmoidalis anterior, aufzusuchen.

Im Bereich der Lippen sind unter teilweiser Zerstörung des vorher gereinigten M. orbicularis oris einige Glandulae labiales sichtbar zu machen.

Regio cervicalis lateralis dextra, 3. Schichte

Jetzt wird das Stratum tertium durch Entfernung der Lamina praevertebralis fasciae cervicalis eröffnet. Damit kommt die Muskulatur, die den Boden bildet, zur Darstellung. Es sind dies die Mm. splenii, der M. levator scapulae und die Mm. scaleni, die sichtbar gemacht werden müssen. Zunächst werden der N. dorsalis scapulae, der N. thoracicus longus und der N. suprascapularis aufgesucht. Schließlich wird der N. phrenicus freigelegt, der den M. scalenus anterior überkreuzt. Durch Verziehung des M. omohyoideus kann der Plexus brachialis und die A. subclavia – durch die Skalenuslücke ziehend – zur Ansicht gebracht werden. Die A. subclavia kann dabei in einem relativ hohen Bogen über die erste Rippe ziehen. Man achte am hinteren Rand des M. scalenus anterior auf die meistens vorhandene A. dorsalis scapulae, die den Plexus durchbricht. Häufig besteht ein gemeinsamer Stamm für die A. dorsalis scapulae und die A. cervicalis superficialis. Dieser gemeinsame Stamm wird als A. transversa cervicis bezeichnet. Zum Abschluss kann noch die A. suprascapularis freigelegt werden.

Trigonum clavipectorale, I. Akt

Nachdem die V. cephalica dargestellt wurde, kann sie zwischen der Pars clavicularis des M. pectoralis major und dem M. deltoideus verfolgt werden, bis sie sich unterhalb der Clavicula in die Tiefe einsenkt. Dabei ist auf den R. deltoideus und auf den R. acromialis der A. thoracoacromialis zu achten. Zur Erweiterung des Präparationsfeldes ist die Pars clavicularis des M. pectoralis major von der Clavicula abzulösen und nach abwärts zu schlagen. Damit kommt die Fascia clavipectoralis zur Ansicht. Dieser aufliegend, werden die Nn. pectorales medialis und lateralis sowie die Rr. pectorales der A. thoraco-acromialis dargestellt. Schließlich kann noch im lateralen oberen Winkel des Trigonum der R. acromialis a. thoracoacromialis aufgesucht und bis zum Durch-tritt durch die Fascia clavipectoralis verfolgt werden.

Man beachte den Processus coracoideus, der durch die Faszie hindurch tastbar ist.

Canalis inguinalis, II. Akt und Funiculus spermaticus

Beim Mann wird zunächst der M. cremaster (= Fascia cremasterica cum m. cremastere) als zweite Hülle des Samenstranges parallel der Verlaufsrichtung des Leistenkanales durchtrennt und zur Seite geschlagen, so dass die Fascia spermatica interna sichtbar wird. Dabei ist auf den R. genitalis des N. genitofemoralis zu achten. Man mobilisiere vorsichtig diese letzte Hülle des Funiculus spermaticus und besichtige den Übergang der Fascia transversalis in die Fascia spermatica interna. Dabei handelt es sich um jenen Abschnitt, den wir als Anulus inguinalis profundus bezeichnen und der von außen her nur künstlich dargestellt werden kann. Die Außenfläche der Fascia transversalis ist freizulegen und das Lig. interfoveolare, das manchmal auch Muskelfasern enthalten kann (M. interfoveolaris *Hesselbach*), sowie A. und V. epigastrica inferior sind darzustellen. In weiterer Folge wird die Fascia spermatica interna der Länge nach bis in das Scrotum hinein gespalten und damit der Inhalt des Funiculus spermaticus zur Ansicht gebracht. Dabei wird auch der – jetzt künstlich begrenzte – Anulus inguinalis profundus dargestellt. Die einzelnen Gebilde des Samenstranges werden freigelegt, und zwar die A. testicularis, der Plexus pampiniformis und der Ductus deferens. Zum Abschluss der Präparation wird das Cavum serosum scroti eröffnet, Hoden und Nebenhoden zur Ansicht gebracht und der Übergang des Ductus deferens in den Ductus epididymidis präpariert. Dabei werden Hoden und Nebenhoden mobilisiert und das Septum scroti besichtigt. Man achte bei der Präparation des Funiculus spermaticus auf allenfalls vorhandene Hernien und untersuche ohne Eröffnung des Bruchsackes, ob es sich um eine Hernia inguinalis lateralis, medialis oder aber um eine Hernia supravesicalis handelt.

Bei der Frau ist sinngemäß der Anulus inguinalis profundus darzustellen sowie die Außenfläche der Fascia transversalis sichtbar zu machen. Außerdem ist das Lig. interfoveolare zu präparieren, und ohne Verletzung des Peritoneum sind die Vasa epigastrica inferiora freizulegen.

Als Variante wird, auf gesonderte Anweisung, die Präparation zu einem späteren Zeitpunkt von innen durchgeführt.

Regio genus anterior

Hautschnitt: Vom Ende des Hautschnittes der Regio femoralis anterior am Epicondylus medialis femoris beginnend nach abwärts bis eine Handbreite distal der Tuberositas tibiae, dann quer über den Unterschenkel nach lateral bis zur Fibula.

Zunächst werden die subkutanen Gebilde aufgesucht, es sind dies die V. saphena magna, die A. genus descendens sowie der N. saphenus und dessen Ramus infrapatellaris. Zu beachten sind die Bursa präpatellaris, die Retinacula patellae und die Lagevarianten des N. saphenus und der V. saphena magna.

Regio orbitalis dextra, I. Schichte und Regio frontalis dextra

Hautschnitte:

1.   Verlängerung des kreisförmigen Hautschnittes etwa 1 cm vom Orbitalrand entfernt um die gesamte Orbita.

2.   Median an der Nasenwurzel am Schnitt 1 beginnend nach aufwärts bis zur Sutura coronalis.

Man löst vorsichtig die Haut in der Orbitalgegend ab, präpariert sie lidspaltenwärts und lässt sie am Lidspaltenrand hängen. Reinigung des M. orbicularis oculi unter Schonung der an seiner lateralen oberen Seite subkutan werdenden Zweige des N. lacrimalis. Am medialen Rand achte man auf das Lig. palpebrale (mediale) und den N. infratrochlearis. Anschließend wird die Haut der Stirngegend zurückgeschlagen. Jetzt können die im Supraorbitalbereich vorhandenen Nerven und Gefäße dargestellt werden. Dazu muss der Venter frontalis des M. occipitofrontalis in der Faserrichtung gespalten, und der N. supratrochlearis, sowie der N. supraorbitalis mit seinem R. medialis und seinem R. lateralis mit den begleitenden Gefäßen aufgesucht werden.

Trigonum caroticum dextrum

Innerhalb der Begrenzungen des Trigonum caroticum (M. sternocleido-mastoideus, Venter posterior des M. digastricus, Venter superior des M. omo-hyoideus) wird die Faszie unter Schonung der oberflächlich davon liegenden Ansa cervicalis superficialis entfernt. Nach Darstellung der V. facialis communis und der V. thyroidea superior werden diese durchtrennt. Anschließend wird der bogenförmig verlaufende N. hypoglossus (Achtung auf die A. sternocleido-mastoidea) mit seinem R. thyrohyoideus und der Radix superior (anterior) ansae, welche der A. carotis communis aufliegt, dargestellt. Dabei ist auf die medial oder lateral von der V. jugularis int. verlaufende Radix inferior (posterior) ansae zu achten. Diese vereinigt sich mit der Radix superior zur Ansa cervicalis profunda, die vollständig zur Ansicht gebracht wird. Unter Verziehung dieser Ansa kann die A. carotis communis sowie deren Teilung in A. carotis interna und externa aufgesucht werden.

Die einzelnen im Trigonum caroticum von der A. carotis externa abgehenden Äste werden sorgfältig präpariert, wobei auf hier häufig auftretende Varietäten zu achten ist. Zwischen A. carotis externa und interna sind im Bereich des Sinus caroticus das Glomus caroticum (Chemorezeptor) und der R. sinus carotici als Ast des N. glossopharyngeus freizulegen. Anschließend können die V. jugularis interna und ihr anliegende Lymphknoten dargestellt werden. Zwischen dieser Vene und der A. carotis communis wird der N. vagus aufgesucht und damit der gesamte Gefäß-Nerven-Strang des Halses sichtbar. Nach Entfernung der tiefen Halsfaszie wird der Truncus sympathicus, der prävertebralen Muskulatur auf-liegend, dargestellt. Dabei ist zu berücksichtigen, dass der Truncus sympathicus meist aus mehreren Strängen besteht und am kranialen Ende des Trigonum caroticum sein Ganglion cervicale superius sichtbar wird.

Zum Abschluss erfolgt die Aufsuchung des N. laryngealis superior und jenes Anteiles des R. externus des N. accessorius, der sich innerhalb des Trigonum caroticum am Vorderrand des M. sternocleidomastoideus befindet.

Trigonum clavipectorale, II. Akt

Entlang der Clavicula wird nun die Fascia clavipectoralis abgelöst und vollständig entfernt. Dabei ist besonders auf den M. pectoralis minor zu achten, bis zu dessen kaudalem Rand diese Faszie abgetragen werden soll. Unter Entfernung des subfaszialen Fettgewebes wird zunächst die Einmündung der V. cephalica in die V. axillaris dargestellt, die am weitesten medial im Gefäß–Nerven–Bündel gelegen ist. Anschließend wird, am R. deltoideus beginnend, die A. thoraco-acromialis bis zu ihrem Abgang aus der A. axillaris freigelegt, wobei auch diese Arterie lateral von der Vene dargestellt wird. Die Verzweigung der A. thoraco-acromialis ist vollständig zur Ansicht zu bringen, wobei auf die Rr. pectorales sowie auf die Nn. pectorales geachtet werden soll. Nun kann lateral von der A. axillaris mit der Freilegung der drei Faszikel begonnen werden, wobei ober-flächlich zunächst der laterale, lateral und hinter diesem der dorsale Faszikel zur Ansicht kommen. Der mediale Faszikel liegt in diesem Bereich dorsal von der A. axillaris und wird erst sichtbar, wenn diese Arterie nach medial verdrängt wird. Um über die Topographie dieser Region eine ausreichende Übersicht zu gewinnen, ist es notwendig, dass das gesamte Fettgewebe entfernt wird. Man verletze dabei den der Brustwand anliegenden N. thoracicus longus nicht!

Schließlich wird die Schulter möglichst weit nach oben verdrängt, um im lateralen oberen Winkel des Trigonum clavipectorale den N. suprascapularis und die Vasa suprascapularia darstellen zu können.

Regio pubica, subfasziale Schichte

Beide Präparanten arbeiten gemeinsam!

Zunächst werden das Lig. suspensorium penis (clitoridis) sowie die Fascia penis (clitoridis) superficialis zur Ansicht gebracht. Anschließend werden A. und V. dorsalis penis bzw. clitoridis freigelegt und der N. dorsalis penis (clitoridis) dargestellt. Nun werden die Crura penis (clitoridis) präpariert und von der Symphyse abgelöst. Damit können die Gefäße und der Nerv bis zu ihrem Durchtritt zwischen Lig. arcuatum pubis und Lig. praeurethrale weiter verfolgt und gemeinsam mit diesen beiden Bändern freigelegt werden.

Jetzt wird die Glans penis (clitoridis) dargestellt und beim Mann das Corpus spongiosum mit der Glans vom Corpus cavernosum penis getrennt.

Regio cruralis anterior

Hautschnitte: In Verlängerung des Längsschnittes am Oberschenkel wird bis zum Malleolus medialis die Haut eingeschnitten. Von dort wird ein querer Schnitt bis zum Malleolus lateralis gelegt und die Haut nach lateral abpräpariert.

Zunächst wird die Faszie freigelegt und subkutan werden an der medialen Seite die V. saphena magna und der N. saphenus dargestellt. Anschließend wird am distalen Ende der Region vorne und lateral der N. fibularis superficialis (peroneus superficialis) aufgesucht. Unter Erhaltung des Retinaculum mm. extensorum superius wird entlang des N. fibularis superficialis die Faszie geschlitzt und entfernt. Damit können der M. tibialis anterior, der M. extensor digitorum longus und die Mm. peronei freigelegt werden. Zwischen M. tibialis anterior und M. extensor digitorum longus wird der M. extensor hallucis longus im distalen Drittel des Unterschenkels sichtbar. Man dringt nun am medialen Rand des M. extensor hallucis longus in die Tiefe ein, um den N. fibularis profundus und die A. und V. tibialis anterior freizulegen. Diese werden proximalwärts präpariert, wobei im proximalen Drittel der M. extensor digitorum longus scharf vom M. tibialis anterior getrennt werden muss.

Entfernung der Glandula parotidea, Fossa retromandibularis dextra

Die Präparanten arbeiten gemeinsam!

Die an den Rändern der Gl. parotidea dargestellten Äste des N. facialis verfolgend, wird die Drüse in eine oberflächliche und eine tiefe Schichte zerlegt. Dabei zeigt sich, dass diese beiden Schichten am dorsalen Rand miteinander in enger Verbindung stehen und nur vorne relativ leicht voneinander zu trennen sind. Damit wird der Plexus intraparotideus des N. facialis dargestellt. Der oberflächliche Anteil der Drüse wird nach seiner Mobilisierung scharf durchtrennt und entfernt. Vor Entfernung des tiefen Anteiles wird, vom Plexus intraparotideus beginnend, der Stamm des N. facialis aufgesucht, dabei der Dipus n. facialis dargestellt und der Nerv selbst bis zum Foramen stylomastoideum verfolgt. Man achte dabei auf den N. auricularis posterior als ersten Ast des N. facialis unterhalb des Foramen stylomastoideum. Dieser Nerv erreicht den Venter occipitalis des M. epicraneus und die hinteren Ohrmuskeln. Als weitere Zweige, die entweder direkt aus dem Stamm des N. facialis oder aber vom N. auricularis posterior abgehen, sind der R. stylohyoideus (für den M. stylohyoideus) und der R. digastricus (für den Venter posterior des M. digastricus) sowie außerdem die A. stylomastoidea zu beachten.

Erst nach Darstellung dieser Gebilde wird der tiefe Anteil der Glandula parotidea stückweise entfernt, wobei ein etwas größerer Anteil am Ductus parotideus verbleibt und mit diesem nach vorne geschlagen werden soll. Bei der Entfernung der Ohrspeicheldrüse darf die bindegewebige Grundlage der Fossa retromandibularis nicht zerstört werden, wohl aber muss die durch diese Faszie durchtretende A. carotis externa freigelegt werden. Die Endäste der A. carotis externa, die A. temporalis superficialis und die A. maxillaris werden an ihrem Ursprung dargestellt. Falls eine gut ausgebildete A. transversa faciei vorhanden ist, wird deren Ursprung aus der A. temporalis superficialis ebenfalls aufgesucht. Die die V. retromandibularis z. T. bildende V. temporalis superficialis sowie der N. auriculotemporalis werden, soweit sichtbar, dargestellt.

Nach vollständiger Entfernung der Glandula parotidea wird die Begrenzung der Fossa retromandibularis sichtbar, und zwar nach unten der Tractus angularis fasciae cervicalis, nach hinten der Venter posterior des M. digastricus und nach vorne der Ramus mandibulae.

Fossa axillaris von unten, I. Akt

Der Arm wird vorsichtig in Abduktionsstellung gebracht, ohne den M. pectoralis major zu zerreißen, so dass man zwischen diesem und der seitlichen Brustwand sitzen kann. Zunächst wird die Fascia axillaris, beginnend am Rand des M. pectoralis major, nach hinten zu abgelöst. Dabei ist auf die im axillären Fettgewebe befindlichen Nodi lymphatici axillares zu achten, die nicht entfernt werden sollen. Oberflächlich können des weiteren der N. cutaneus brachii medialis sowie der N. intercostobrachialis II, der über die Sehne des M. latissimus dorsi hinweg zieht, freigelegt werden. Unter Entfernung des axillären Fettgewebes wird auch die Faszie vom M. coracobrachialis abgetragen. Der in den Arm ziehende Gefäß-Nerven-Strang wird jetzt stumpf verdrängt, bis der in den M. coracobrachialis eintretende N. musculocutaneus zur Ansicht kommt. Als nächstes kann medial von diesem Muskel der N. medianus stumpf aus dem Gefäß-Nerven-Bündel herausgelöst werden. Zentralwärts wird dieser Nerv nun freigelegt und seine beiden Zinken (aus dem lateralen und aus dem medialen Faszikel) dargestellt. Unter Schonung des bereits präparierten N. cutaneus brachii medialis werden nun nach medial zu der N. cutaneus antebrachii medialis und der N. ulnaris aufgesucht und dargestellt. Dabei ist die meist erst in der Axilla sich mit den tiefen Venen vereinigende V. basilica, die den N. ulnaris bedeckt, aufzusuchen. Schließlich werden, unter Auseinanderdrängen der bisher freigelegten Gebilde, die A. und V. axillaris dargestellt.

Es ist zu beachten, dass die gesamte Präparation nie armwärts gerichtet sein soll, sondern zentralwärts gegen das Trigonum clavipectorale.

Bauchwand, I. Akt

Bevor diese Präparation begonnen wird, ist es zweckmäßig, durch den Nabel hindurch mittels einer Luftpumpe in den Bauchraum Luft einzublasen, um eine übersichtliche Darstellung der Bauchwand ohne Verletzung der einzelnen Schichten zu gewährleisten.

Der sorgfältig von der Faszie befreite M. obliquus externus abdominis wird an seinen Ursprüngen von der 5.-12. Rippe unter Schonung des M. serratus anterior bzw. M. latissimus dorsi sowie in Fortsetzung dieser Ursprungszacken durch einen Längsschnitt in der mittleren Axillarlinie bis zur Crista iliaca abgelöst. Von hier wird der Schnitt verlängert bis zu dem von der Leistenkanalpräparation herrührenden Schnitt. Nun wird der M. obliquus externus abdominis unter Schonung der durch ihn hindurchtretenden Nerven nach vorne umgeschlagen, bis der Übergang in die Aponeurose erreicht ist. Anschließend wird er von anhaftenden Faszienresten befreit. Ebenso wird die den M. obliquus internus abdominis bedeckende Faszie entfernt und dieser Muskel entlang des Rippenbogens weiter, parallel den Abschnittlinien des M. obliquus externus abdominis folgend, abgelöst und ebenfalls bis zum Übergang in seine Aponeurose nach vorne umgeschlagen. Es erfolgt die Darstellung des jetzt sichtbaren M. transversus abdominis.

Dorsum pedis

Hautschnitte: In der Mitte des Fußrückens wird ein Längsschnitt bis auf die zweite Zehe geführt. Ein Querschnitt an der Basis der übrigen Zehen geht nach medial und nach lateral, um die Haut türflügelartig ablösen zu können.

Unter vorläufiger Schonung der Faszie wird der Arcus venosus dorsalis pedis und dessen Übergang in die V. saphena magna freigelegt, und anschließend wird die Verzweigung des N. fibularis superficialis dargestellt. Zwischen erster und zweiter Zehe werden die A. dorsalis pedis und der N. digitalis dorsalis communis primus (als Ast des N. fibularis profundus) subkutan, die ebenfalls zu präparieren sind.

Unter Erhaltung des Retinaculum mm. extensorum inferius kann die Faszie entfernt und die Sehnen der langen und kurzen Zehenstrecker zur Ansicht gebracht werden. Die A. dorsalis pedis wird bis zum Retinaculum dargestellt. Unter diesen Sehnen ist die A. arcuata (dorsi pedis) aufzusuchen und auf Varietäten der Muskulatur (M. fibularis tertius, *Hyrtl*sche Strecksehne) zu achten.

Regio orbitalis dextra, II. Schichte

Der M. orbicularis oculi wird von allen Seiten her lidrandwärts abpräpariert. Dabei ist darauf zu achten, dass das Septum orbitale unverletzt bleibt. Nach Darstellung des Septum sowie des Lig. palpebrale (mediale) können sowohl der noch vorhandene Hautlappen als auch der am Lidrand hängende M. orbicularis oculi unter Schonung des Lidrandes und der Wimpern abgetrennt und entfernt werden. Die durch das Septum hindurchtretenden Gebilde (N. supraorbitalis, N. supra- und infratrochlearis, A. supraorbitalis, A. dorsalis nasi und die V. angularis) werden oberflächlich vom Septum dargestellt.

Anschließend wird der M. zygomaticus major vom Os zygomaticum abgelöst und der N. zygomaticofacialis an seinem Foramen aufgesucht. Weiters werden am Infraorbitalrand der M. zygomaticus minor sowie der M. levator labii superioris abgelöst und der N. infraorbitalis sowie die Vasa infraorbitalia am Foramen infraorbitale aufgesucht und der darunter befindliche M. levator anguli oris (M. caninus) dargestellt.

Trigonum submandibulare dextrum, I. Akt

Die bisher noch nicht verletzte Fascia submandibularis wird, beginnend am Unterkieferrand, abgelöst. Dabei ist die hintere Begrenzung des Trigonum submandibulare – der Tractus angularis fasciae cervicalis – zu schonen. Die Fascia submandibularis wird bis zur unteren vorderen Begrenzung des Dreieckes, bis zum Venter anterior des M. digastricus abpräpariert und entfernt. Die damit sichtbar gewordene Drüse, die Glandula submandibularis, wird stumpf mobilisiert unter gleichzeitiger Darstellung der Vasa facialia, die teils oberflächlich, teils durch die Drüse hindurch verlaufen. Dabei sind die von den Vasa facialia abgehenden Vasa submentalia freizulegen. Die Drüse kann dann stumpf aus ihrem Bett herausgewälzt und nach abwärts gedrängt werden. Der die Grundlage des Trigonum submandibulare bildende M. mylohyoideus wird von Fettgewebe befreit, und der ihn und den vorderen Bauch des M. digastricus innervierende N. mylohyoideus zur Ansicht gebracht. Anschließend können am hinteren Rand des M. mylohyoideus in der Tiefe der N. lingualis, sowie das über die Rr. ganglionares mit ihm verbundene Ganglion submandibulare aufgesucht werden. Man achte dabei auch auf die Rr. glandulares, die vom Ganglion zur Glandula submandibularis gelangen.

Nun kann die Drüse, deren Processus uncinatus und deren Ausführungsgang sich um den Hinterrand des M. mylohyoideus herumschlingen, nach aufwärts gedrängt werden, um den im unteren hinteren Bereich des Dreieckes bodenbildenden M. hyoglossus sichtbar zu machen. Diesem oberflächlich anliegend, findet sich der N. hypoglossus sowie eine ihn begleitende Vene (V. comitans n. hypoglossi). Zwischen N. hypoglossus, Hinterrand des M. mylohyoideus und Zwischensehne des M. digastricus (Trigonum a. lingualis) wird der M. hyoglossus parallel seiner Faserrichtung gespalten. Damit kann medial von diesem Muskel die A. lingualis, die nur in Einzelfällen von einer Vene begleitet ist, zur Ansicht gebracht werden.

Fossa axillaris von unten, II. Akt

Zur Erleichterung dieser Präparation kann – falls es notwendig ist – der M. pectoralis major quer durchtrennt werden.

Bei diesem Akt wird vorwiegend der M. latissimus dorsi freigelegt, wobei auf die Rr. cutanei laterales der Nn. intercostales zu achten ist, die diesen Muskel oberflächlich kreuzen, um die Haut des Rückens in dessen lateralem Teil zu erreichen. Nun kann achselhöhlenwärts vom M. latissimus dorsi die A. axillaris weiter verfolgt und die A. subscapularis an ihrem Ursprung aufgesucht werden. Als langer Ast dieser Arterie werden die A. thoracodorsalis sowie der gleichnamige Nerv dargestellt, die beide den M. latissimus dorsi erreichen. Anschließend wird der M. teres major zur Ansicht gebracht, und die beiden Achsellücken werden von vorne her dargestellt. Dazu muss der M. subscapularis aufgesucht und der lange Kopf des M. triceps brachii freigelegt werden. An der A. subscapularis wird der Abgang der A. circumflexa scapulae dargestellt und diese bis zu ihrem Durchtritt durch die dreieckige mediale Achsellücke verfolgt. Unter Verdrängung der Venen kann dann von der A. axillaris aus die A. circumflexa humeri posterior aufgesucht werden, die mit dem ebenfalls darzustellenden N. axillaris durch die viereckige laterale Achsellücke zieht. Dabei ist jedoch zu beachten, dass sich im gesamten Bereich der Axilla die Arterien sehr variabel verhalten können.

Bauchwand, II. Akt, Ablösen des M. transversus abdominis

Vor Beginn dieser Präparation ist dafür zu sorgen, dass der Bauchraum mit Luft gefüllt ist, um eine Verletzung des Peritoneums zu verhindern.

Im Bereich der mittleren Axillarlinie wird der M. transversus abdominis abgelöst und nach vorne umgeschlagen. Die Präparation muss sehr sorgfältig vorgenommen werden, um die folgende dünne, aus Fascia transversalis und Peritoneum bestehende Schichte nicht zu verletzen. Der Muskel wird so weit nach vorne präpariert, bis sein Übergang in die Aponeurose sichtbar wird.

Anschließend wird das Peritoneum von der Fascia transversalis befreit, wobei insbesondere auf deren Beziehung zueinander im Bereiche des Anulus inguinalis profundus zu achten ist. Dabei sollen A. und V. epigastrica inferior medial vom inneren Leistenring dargestellt werden.

Rechte Orbita von vorne

Die Lider werden auseinandergedrängt, und knapp neben der Cornea-Sclera-grenze wird im Bereich der Sclera die Tunica conjunctiva stumpf mit einer Pinzette vom Bulbus abgelöst und nach rückwärts geschoben. Das episclerale Bindegewebe wird dabei ebenfalls abgeschoben, damit das Spatium episclerale eröffnet und die Ansätze der geraden Augenmuskeln dargestellt. Man umschlingt diese mit einem Bindfaden.

Jetzt wird entlang des Orbitalrandes das Septum orbitale durchtrennt, wobei jedoch das Lig. palpebrale (mediale) erhalten bleiben soll. Über dem Oberlid wird nun der M. levator palpebrae superioris und dessen laterale Faszienausstrahlung dargestellt. Im lateralen oberen Bereich der Augenhöhle wird dabei die Pars orbitalis der Tränendrüse sichtbar und nach Durchtrennung des M. levator palpebrae superioris knapp oberhalb der Lidplatte und nach Zurückdrängen des zentralen Teiles dieses Muskels auch die Pars palpebralis. Man achte jedoch auf den unmittelbar unter dem M. levator palpebrae superioris liegenden M. rectus bulbi superior, der unverletzt bleiben soll. Im medialen oberen Bereich der Orbita kann nun der M. obliquus bulbi superior mit der Trochlea sowie dessen Sehne unterhalb der Trochlea dargestellt werden.

Anschließend wird das Septum orbitale entlang des Margo infraorbitalis abgelöst. Dabei ist auf den Ursprung des M. obliquus bulbi inferior im medialen Abschnitt dieses Randes zu achten. Am medialen Orbitalrand wird nun oberhalb und unterhalb des oberflächlichen Schenkels des (medialen) Lidbandes der Saccus lacrimalis dargestellt. Dann beginnt man an den Puncta lacrimalia die Canaliculi lacrimales freizulegen und beachtet dabei, dass diese zunächst auf- bzw. absteigen und dann rechtwinkelig nach medial umbiegen, um in den Saccus lacrimalis einzumünden. Dabei wird der oberflächliche Schenkel des (medialen) Lidbandes durchtrennt, um so diese Einmündung freizulegen. Zum Abschluss werden die Lidplatten von der Vagina bulbi abgetrennt und nach medial geschlagen. Damit wird der tiefe Schenkel des Lidbandes sichtbar, an dem sie hängen bleiben. An der Innenseite des tiefen Schenkels beachte man die Pars lacrimalis des M. orbicularis oculi (*Horner*scher Muskel).

Trigonum submandibulare dextrum, II. Akt

Die Glandula submandibularis wird nach hinten unten gedrängt, um eine vollständige Übersicht über den M. mylohyoideus zu gewinnen. Zunächst wird der Venter anterior des M. digastricus an der Mandibula scharf abgetrennt und nach abwärts geschlagen. Anschließend kann der M. mylohyoideus neben der Raphe durchschnitten und ebenfalls vom Os hyoideum abgelöst werden, um ihn nach aufwärts klappen zu können. Nun kann sowohl der N. lingualis weiter dargestellt, als auch die A. lingualis am rostralen Rand des M. hyoglossus freigelegt werden. Weiters sind der nun vollständig sichtbare Processus uncinatus der Glandula submandibularis und der Ductus submandibularis darzustellen.

Übersichtliche Darstellung der Regio axillaris

Zunächst wird, nachdem bereits vorher der M. pectoralis major durchtrennt und zurückgeklappt wurde, der M. pectoralis minor von anhaftenden Faszienresten befreit und vom Ursprung bis zum Ansatz am Processus coracoideus dargestellt. Nachdem man über den Verlauf dieses Muskels eine Übersicht gewonnen hat, wird er nach Anweisung auf einer Seite, ebenfalls senkrecht zum Verlauf seiner Fasern, durchtrennt und so eine vollständige Übersicht über den axillären Gefäß- und Nervenstiel gewonnen.

Die bereits im Trigonum clavipectorale aufgesuchten drei Faszikeln werden weiter freigelegt und ihr Verhalten zur A. axillaris untersucht. In der Axilla liegen der Fasciculus lateralis lateral, der Fasciculus posterior dorsal und der Fasciculus medialis medial von der Arterie. Anschließend wird die vollständige Aufteilung dieser Faszikel dargestellt. Hier sind besonders die Medianusgabel, der Ursprung und der Verlauf des N. musculocutaneus durch den M. coracobrachialis und allfällige Variationen zu beachten. Ebenso ist eine unter Umständen vorhandene A. brachialis superficialis mit einem Ursprung aus der A. axillaris (als Varietät) darzustellen.

Vagina m. recti abdominis

Die Vagina m. recti abdominis (vorderes Blatt) wird nahe der Linea alba in Längsrichtung gespalten und nach lateral umgeklappt. Im Verlauf dieses Muskels findet man meist drei Intersectiones tendineae oberhalb des Nabels. Diese sind jedoch nur mit dem vorderen Blatt verwachsen, von dem sie scharf abzutrennen sind. Unmittelbar über der Crista pubica ist der M. pyramidalis aufzusuchen. Nun wird der M. rectus abdominis in Nabelhöhe quer durchtrennt, wobei die dorsal von ihm liegenden Vas epigastrica inferiora zu schonen sind. Die beiden Teile jedes M. rectus werden nun nach auf- bzw. abwärts umgelegt, um die zum Teil im Muskel verlaufende Anastomose zwischen den Vasa epigastrica inferiora et superiora darzustellen. Unterhalb des Nabels ist die Linea arcuata zu untersuchen.

Regio retromalleolaris medialis

Das Bein wird auf die laterale Seite gelegt, um nun die Regio retromalleolaris medialis übersichtlich präparieren zu können. Unter Erhaltung des Stratum superficiale des Retinaculum mm. flexorum werden von vorne nach hinten dargestellt: Der M. tibialis posterior, der M. flexor digitorum longus, A. und V. tibialis posterior, N. tibialis und in der Tiefe, am weitesten dorsal, der M. flexor hallucis longus. Man beachte, dass dieser Muskel vom Stratum profundum des Retinaculum mm. flexorum bedeckt wird.

In manchen Fällen findet man bereits in der Regio retromalleolaris medialis eine Aufteilung des N. tibialis in einen N. plantaris medialis und einen N. plantaris lateralis.

Darstellung des rechten M. temporalis und Abtragen des rechten Arcus zygomaticus

Es wird das oberflächliche Blatt der Fascia temporalis entfernt. Ebenso löst man das interfasziale Fettgewebe unter Beachtung der in dieses eintretenden Arterien heraus. Schließlich kann noch das tiefe Blatt der Fascia temporalis bis zum Rand des Arcus zygomaticus, den der Muskel unterkreuzt, dargestellt werden.

Mit einer Säge wird nun der Arcus zygomaticus einerseits unmittelbar vor dem Kiefergelenk und andererseits vor dem Ursprung des M. masseter durchtrennt und anschließend mit dem M. masseter zurückgeschlagen. Dabei beachte und stelle man die Vasa masseterica sowie den N. massetericus dar. Der Ansatz des M. temporalis am Processus coronoideus der Mandibula wird sichtbar.

Regio sternocleidomastoidea dextra, I. Akt

Die V. jugularis externa wird verzogen und der M. sternocleidomastoideus wird von der oberflächlichen Faszie befreit, wobei besonders auf seine beiden Ursprünge vom Sternum und Clavicula zu achten ist. An diesen Ursprüngen wird anschließend der M. sternocleidomastoideus abgelöst und kranialwärts geschlagen. Man achte dabei auf den durch diesen Muskel hindurch ziehenden R. externus des N. accessorus. Es folgt die Entfernung der Reste der Lamina praetrachealis fasciae cervicalis und die Freilegung der Unterzungenbeinmuskulatur. Gleichzeitig ist auch die Ansa cervicalis profunda in ihrer Verzweigung darzustellen, und, soweit möglich, sind die einzelnen Äste dieser Ansa zu den Unterzungenbeinmuskeln aufzusuchen.

Zum Abschluss kann, um die weitere Präparation übersichtlicher zu gestalten, die Clavicula in der Articulatio sternoclavicularis exartikuliert werden. Man beachte den bei diesem Gelenk vorhandenen Discus articularis, der kranial an der Clavicula, kaudal am Sternum befestigt ist.

Regio thoracica lateralis, tiefe Schichte

Nachdem der Armgefäß– und Nervenstrang vorher dargestellt wurde, können jetzt die seitliche Thoraxwand von der Fascia thoracica befreit und der N. thoracicus longus sowie die begleitenden Vasa thoracica lateralia in ihrem ganzen Verlauf zur Ansicht gebracht werden. Der Eintritt des Nerven in den von ihm innervierten M. serratus anterior ist zu untersuchen und darzustellen. Allfällige Nn. intercostobrachiales sowie Rr. cutanei laterales der Nn. intercostales sind ebenfalls zu erhalten. Der Ursprung des Muskels ist sorgfältig freizulegen und festzustellen, ob er von der ersten bis neunten oder aber von der ersten bis zehnten Rippe entspringt. Bei einem Ursprung von der ersten bis neunten Rippe sind häufig zwei von der zweiten Rippe entspringende Zacken vorhanden.

Spatium praeperitonaeale

Beide Präparanten arbeiten gemeinsam!

Vor Beginn der Präparation soll ein Katheter in die Harnröhre eingeführt und durch diesen die Harnblase mit Luft aufgebläht werden. Anschließend wird das Spatium praeperitonaeale (retropubicum) eröffnet und die Harnblase an ihrer Vorderfläche dargestellt. Ohne Verletzung des Peritoneum sollen unter Entfernung der Fascia transversalis die Chorda urachi (Lig. umbilicale medianum) und die Chordae aa. umbilicalium (Ligg. umbilicalia medialia) dargestellt werden.

Abschließend kann der bereits von außen präparierte Anulus inguinalis profundus sichtbar gemacht werden.

Eröffnung der Bauchhöhle, Situs viscerum abdominis

Die Eröffnung der Bauchhöhle wird in Anwesenheit aller Präparanten und des Prosektors durchgeführt.

Zunächst wird knapp unterhalb des Nabels ein Transversalschnitt angelegt. Daran anschließend wird paramedian links vom Nabel ein Längsschnitt bis zur unteren Brustapertur durchgeführt und zwei Längsschnitte in der unteren Hälfte der Bauchwand im Bereich der vorderen Axillarlinien. Damit ist die Bauchhöhle breit eröffnet, und es kann eine Übersicht über den Situs viscerum gewonnen werden.

Es werden das Omentum majus mit dem Lig. gastrocolicum, die Gekröse (Mesenterium, Omentum minus mit seinem Lig. hepatooesophageum, Lig. Hepatogastricum und Lig. hepatoduodenale, Mesocolon transversum und Mesocolon sigmoideum, Lig. falciforme), sowie alle sichtbaren Anteile des Bauchraumes untersucht und ihre Lage bestimmt. Dabei ist besonders die Facies visceralis der Leber mit dem vom Nabel kommenden Lig. teres hepatis und die ihr anliegende Vesica biliaris (fellea) zu beachten. Die Milz ist zu tasten, und ihre Größe ist zu bestimmen. Schließlich ist zu untersuchen, ob eine Appendix vorhanden ist und, falls diese gefunden wird, ist ihre Lage zu bestimmen. Anschließend wird die Innenfläche der vorderen Bauchwand mit den Fossae inguinales laterales et mediales und den Foveae supravesicales betrachtet und allenfalls vorhandene Leistenhernien festgestellt. Ebenso werden alle durch das Peritoneum hindurch sicht- und/oder tastbaren Gebilde (Ureter, Ductus deferens, unterer Nierenpol usw.) untersucht. Das Foramen epiploicum ist zu tasten sowie die Flexura duodenojejunalis mit der Pars ascendens duodeni, der Recessus sigmoideus und das Lig. phrenicocolicum aufzusuchen. Ebenso wird das kleine Becken untersucht.

Fossa infratemporalis dextra

Nach Durchsägung des Processus coronoideus mandibulae an seiner Basis wird dieser mit dem M. temporalis nach aufwärts geschlagen. Die Nn. temporales profundi sowie die Vasa temporalia profunda werden zur Ansicht gebracht. Allfällige Verlaufsvarietäten der A. maxillaris sind zu beachten!

Zunächst wird die A. maxillaris mit ihren Ästen präpariert, sofern sie oberflächlich verläuft (zur Erleichterung der Präparation empfiehlt es sich, zwischen die beiden Zahnreihen einen Stoppel [Korken] einzuschieben und damit das Präparationsfeld zu erweitern). Die beiden Köpfe des M. pterygoideus lateralis werden freigelegt, und zwischen diesen wird der N. buccalis dargestellt. Kaudal vom M. pterygoideus lateralis werden der N. lingualis und der N. alveolaris inferior aufgesucht. Zuletzt können der M. pterygoideus lateralis entfernt und die vorher bereits dargestellten Nerven bis zum N. mandibularis zurückverfolgt werden. Dabei ist auf eine medial vom Muskel liegende A. maxillaris zu achten. Hier wird auch der zweiwurzelige Ursprung des N. auriculotemporalis und die zwischen den beiden Wurzeln verlaufende A. meningea media dargestellt. Eine als häufige Varietät meist vorhandene A. meningea accessoria wird ebenfalls freipräpariert. Die in den N. lingualis sich einsenkende Chorda tympani wird aufgesucht und soweit als möglich schädelbasiswärts präpariert.

Anschließend wird der M. pterygoideus medialis entfernt, die Chorda tympani weiter dargestellt und die A. tympanica anterior freigelegt. Außerdem kann jetzt der M. tensor veli palatini und hinter diesem der M. levator veli palatini präpariert werden. Weiters werden der M. constrictor pharyngis superior und die A. palatina ascendens zur Ansicht gebracht.

Unter Schonung des Lig. sphenomandibulare kann nun der Processus condylaris der Mandibula durchsägt und entfernt werden. Ebenfalls zu entfernen ist der Discus articularis, um so die Chorda tympani sowie die A. tympanica anterior bis zur Schädelbasis sichtbar zu machen. Damit ist nun der gesamte Verlauf der A. maxillaris sichtbar und diese wird bis in die Fossa pterygopalatina verfolgt.

Schließlich kann die Mandibula, beginnend an der Incisura mandibulae, vorsichtig aufgemeißelt werden, um den Canalis mandibulae mit seinem Inhalt darzustellen. Dabei achte man jedoch auf den N. mylohyoideus, der vom N. alveolaris inferior unmittelbar vor dessen Eintritt in den Canalis mandibulae abgeht.

Regio sternocleidomastoidea dextra, II. Akt

Unter Schonung des M. omohyoideus, jedoch nach Ablösung des M. sterno-hyoideus und M. sternothyroideus vom Sternum, werden nun die bereits im Trigonum caroticum dargestellten Gebilde weiter nach abwärts verfolgt. Es sind dies: die A. carotis communis bis zu ihrem Ursprung aus dem Truncus brachio-cephalicus, die V. jugularis interna bis zu ihrer Vereinigung mit der V. subclavia, der N. vagus (wird unter Schonung vorhandener Rr. cardiaci weiter freigelegt) und schließlich der Truncus sympathicus.

In weiterer Folge werden in der Tiefe, im Trigonum scalenovertebrale, die Äste der A. subclavia, soweit sie noch nicht dargestellt sind, aufgesucht. Als erster Ast wird die A. vertebralis in ihrer Pars praevertebralis dargestellt. Dorsal von ihr ist auf die V. vertebralis zu achten. Dabei ist es zweckmäßig, die Schulter nach abwärts zu drängen, um ein übersichtliches Präparationsfeld zu gewinnen. Nach kaudal entlässt die A. subclavia die A. thoracica interna und dann wiederum nach aufwärts den Truncus thyrocervicalis, die ebenfalls aufzusuchen sind. Die Äste des äußerst variablen Truncus thyrocervicalis sind nun zu verfolgen, wobei im Bereich der A. thyroidea inferior auf die Ansa thyroidea des Truncus sympathicus zu achten ist. Jetzt kann auch medial neben der A. vertebralis das Ganglion cervicale inferius aufgesucht werden.

Bei der Freilegung der A. subclavia ist auf den N. laryngeus recurrens dexter zu achten, der sich um diese Arterie herumschlingt. Außerdem kann der R. externus des N. laryngeus superior, der bereits im Trigonum caroticum auf-gesucht wurde, vollständig zur Ansicht gebracht werden.

Schließlich werden die einzelnen Plexuswurzeln des Plexus brachialis und des Plexus cervicalis unter Schonung der Muskulatur dargestellt. Ebenso ist jetzt der N. phrenicus in seinem Verlauf am M. scalenus anterior zu präparieren, und es ist auf Nebenphrenici zu achten.

Bei der Darstellung des Angulus venosus dexter ist auf die eintretenden Lymph-stränge, einerseits vom Hals, andererseits vom Arm und Brustbereich zu achten.

Sulcus bicipitalis medialis

Hautschnitt: Bei abduziertem Arm wird auf dem M. biceps brachii ein Längsschnitt bis etwa 2 Querfinger oberhalb der Cubitalfurche geführt, der dann kreisförmig in dieser Höhe nach medial verlängert wird und dabei an der Vorderfläche den Oberarm umgreift.

Unter Schonung der Fascia brachii wird, von lateral beginnend, das subkutane Fettgewebe entfernt, wobei auf die Zweige des N. cutaneus brachii medialis sowie des N. intercostobrachialis II im proximalen Bereich zu achten ist. Im distalen Bereich werden an der medialen Seite des M. biceps brachii die hier subkutan liegende V. basilica und der diese Vene begleitende, bereits in mehrere Äste gespaltene N. cutaneus antebrachii medialis dargestellt. Der Hiatus basilicus, jene Öffnung der Oberarmfaszie, wo V. basilica und N. cutaneus antebrachii medialis subfaszial werden, ist sorgfältig freizulegen, ebenso eventuell vorhandene Lymphknoten in diesem Bereich.

Nun wird unter Einführung einer Pinzette in diesen Hiatus die Faszie von distal nach proximal gespalten und so die Gebilde im Sulcus bicipitalis medialis zur Ansicht gebracht. Unter Entfernung des subfaszialen Fettgewebes werden zunächst die V. basilica bis zu ihrer Einmündung in die V. brachialis sowie der N. cutaneus antebrachii medialis bis zu seiner Abgangsstelle vom medialen Faszikel verfolgt. Anschließend wird der am weitesten medial gelegene N. ulnaris aufgesucht und bis zu seinem Durchtritt durch das Septum intermusculare mediale freigelegt. Als nächstes wird der N. medianus (falls eine A. brachialis superficialis vorhanden ist, diese vorher) aufgesucht und dann die A. brachialis mit ihren Begleitvenen präpariert. Dabei sind die A. collateralis ulnaris superior und die A. collateralis ulnaris inferior ebenfalls zu erhalten und darzustellen.

Zum Abschluss der Präparation wird der N. radialis, soweit er im Sulcus bicipitalis medialis gelegen ist, in dessen am weitesten proximal gelegenen Abschnitt verfolgt, und ebenso wird die ihn begleitende A. profunda brachii freipräpariert. Bei der Darstellung der A. profunda brachii ist auf die häufig vorkommenden Varietäten hinsichtlich ihres Ursprunges bzw. auf den gemeinsamen Ursprung dieser Arterie und der A. circumflexa humeri posterior zu achten.

Planta pedis

Haut und subkutanes Gewebe wird in einem, von der Ferse beginnend, zehen-wärts abgetragen. Die sichtbar werdende Plantaraponeurose wird dargestellt. Distal von den Fasciculi transversi werden die Aa. und Vv. digitales plantares communes und die Nn. digitales plantares communes aufgesucht und ihre Auf-teilung zur Ansicht gebracht. Die Plantaraponeurose wird an den Zehen abgelöst und fersenwärts zurückgeschlagen. Dabei soll sie jedoch nicht vom M. flexor digitorum brevis abgelöst werden. Medial und lateral von diesem Muskel werden nun der N. plantaris medialis und der N. plantaris lateralis sowie die ent-sprechenden Gefäße dargestellt. Der Muskel selbst wird mit seinen Sehnen ebenfalls präpariert. Ist dies geschehen, wird er gemeinsam mit der Plantar-aponeurose vom Calcaneus abgelöst und nach vorne geklappt. Damit sind die plantaren Nerven und Gefäße weiter zu verfolgen und die Sehnen der langen Zehenbeuger werden sichtbar. Das unter den Sehnen der langen Zehenbeuger zur Ansicht kommende Caput transversum des M. adductor hallucis wird freige-legt und der Arcus plantaris, der zwischen dem Caput transversum und dem Caput obliquum verläuft, wird, soweit es möglich ist, dargestellt. Außerdem werden die Mm. lumbricales sowie im Fußwurzelbereich der M. quadratus plantae dargestellt.

Schließlich wird die Muskulatur des Großzehen- und Kleinzehenballens präpariert und nach Möglichkeit separiert. Unter Verziehung des M. abductor digiti minimi soll versucht werden, die Sehne des M. fibularis longus zur Dar-stellung zu bringen. Fallweise wird es zweckmäßig sein, auch die Sehnen der langen Zehenbeuger gemeinsam mit dem M. quadratus plantae zu durchtrennen und zehenwärts zu klappen, um den M. adductor hallucis und die Sehne des M. fibularis longus (peroneus longus) besser zur Ansicht zu bringen. In diesen Fällen kann auch der Arcus plantaris vollständig dargestellt werden.

Zum Abschluss wird an einer Zehe das Verhalten der Sehnen der langen und kurzen Zehenbeuger zueinander dargestellt.

Regio cervicalis lateralis sinistra, 1. und 2. Schichte

Zunächst wird das Stratum primum – das Spatium interfasciale supraclaviculare – dargestellt. Dazu wird die oberflächliche Halsfaszie am Hinterrand des M. sternocleidomastoideus und an der Clavicula vorsichtig abgelöst und nach rückwärts umgeschlagen. Damit wird der Vorderrand des M. trapezius sichtbar. Es werden die Nn. supraclaviculares mediales, intermedii und laterales vollständig freigelegt, die V. jugularis externa bis zum Hiatus falciformis (d. i. ihr Durchtritt durch die Lamina praetrachealis fasciae cervicalis) präpariert. Weiters werden, am Hinterrand des M. sternocleidomastoideus beginnend, der R. externus des N. accessorius und ein R. trapezius aus dem Plexus cervicalis aufgesucht und bis zum Vorderrand des M. trapezius verfolgt. Periphere Anteile der V. cervicalis superficialis können zur Ansicht gebracht werden.

Anschließend wird das Stratum secundum dargestellt. Dazu muss die mittlere Halsfaszie durchtrennt werden. Im Bereich des Trigonum omoclaviculare handelt es sich dabei um eine relativ derbe und feste Membran, die häufig fälschlich allein als Fascia cervicalis media (= Lamina praetrachealis fasciae cervicalis) bezeichnet wird. Jedoch setzt sich diese Faszie, allerdings als dünnes Blatt, über den M. omohyoideus hinaus fort. In diesem Bereich, oberhalb, und hinter dem M. omohyoideus, strahlt die mittlere Halsfaszie in die Lamina praevertebralis fasciae cervicalis ein. Die Lamina praetrachealis fasciae cervicalis wird nach hinten umgelegt. und die A. u. V. cervicalis superficialis werden freigelegt. Der M. omohyoideus (Venter inferior) wird mit seiner Innervation dargestellt. Im Trigonum omoclaviculare wird die Einmündung der V. jugularis externa in die V. subclavia zur Ansicht gebracht. Dabei ist es zweckmäßig, die Schulter abwärts zu drängen, um ein übersichtliches Arbeitsfeld zu haben. In dem vorher genannten Dreieck können abschließend auch die zentralen Abschnitte der A. u. V. cervicalis superficialis präpariert und das überflüssige Fettgewebe entfernt werden.

Regio parotideomasseterica sinistra und Regio faciei lateralis sinistra

Hautschnitte:

1. Beginnend an der Ohrmuschel Schnittführung entlang des oberen Randes des Jochbogens bis ca. 1 cm lateral vom Orbitarand entfernt.

2. Anschließend wird im gleichen Abstand der Margo infraorbitalis umschnitten, der Schnitt endet an der Nasenwurzel (Nasion).

3. Vom Ende des zweiten Schnittes in der Medianen entlang des Nasenrückens bis zur Nasenspitze (Pronasale).

4. Von hier aus wird der Nasenflügel bis zur Nasolabialfurche umschnitten und dann bis zur Medianen in die Nasen-Lippen-Rinne (Philtrum) geführt (endet also am Subnasale).

5. In der Fortsetzug des vierten Schnittes im Philtrum bis zum Lippenrot, am Rand des Lippenrots entlang um die Mundspalte bis zur Medianen der Unterlippe und schließlich in der Medianen bis zum Kinn.

Die Haut wird, beginnend in der Medianen, nach hinten abpräpariert und soll vor der Ohrmuschel hängen bleiben.

Nach Freilegung der Glandula parotidea werden die Äste des N. facialis am vorderen und oberen Parotisrand dargestellt und bis zur mimischen Muskulatur verfolgt. Dabei ist auf den Ductus parotideus und eine allenfalls vorhandene akzessorische Ohrspeicheldrüse sowie auf die A. transversa faciei zu achten. Gleichzeitig wird die sichtbare mimische Muskulatur präpariert.

Anschließend werden die Vasa facialia am Vorderrand des M. masseter freigelegt und nach aufwärts verfolgt, wobei die Äste dieser Gefäße darzustellen sind.

Zum Abschluss der Präparation werden am Oberrand der Glandula parotidea, parallel dem Crus helicis die A. u. V. temporalis superficialis und der N. auriculotemporalis aufgesucht. Man beachte dabei die variable Lage des relativ zarten N. auriculotemporalis zu den Gefäßen. Häufig liegt er in einer Schlinge der Arterie, manchmal jedoch auch am weitesten dorsal hinter der Vene.

Regio brachialis anterior und Sulcus bicipitalis lateralis

Die bei der Präparation des Sulcus bicipitalis medialis angelegten Kreisschnitte werden nach lateral verlängert und das subkutane Fettgewebe entfernt. Im Sulcus bicipitalis lateralis ist die oberflächlich verlaufende V. cephalica aufzu-suchen sowie anschließend der in der Mitte des Oberarmes subkutan werdende N. cutaneus brachii lateralis superior (ein Ast des N. axillaris) darzustellen. Distal von diesem Nerven ist der aus dem N. radialis stammende N. cutaneus brachii lateralis inferior aufzusuchen. Nach Entfernung der Faszie können der M. biceps sowie der zwischen diesem und dem in der Tiefe liegenden M. brachialis ver-laufende N. musculocutaneus freigelegt werden.

Durchtrennung des kleinen und großen Netzes, Präparation der Gebilde des Omentum minus bzw. des Lig. hepato-duodenale

Die Präparanten arbeiten gemeinsam!

Unter Schonung der A. gastrica dextra und der A. gastrica sinistra wird nahe der Curvatura ventriculi minor das Omentum minus durchtrennt und das Vestibulum bursae omentalis besichtigt. Dabei ist besonders auf die Plica gastropancreatica und die Plica hepatopancreatica zu achten. Anschließend wird entlang der großen Kurvatur unter Schonung der Aa. gastroomentales (gastroepiploicae) dextra et sinistra das vordere Blatt des großen Netzes, das Lig. gastrocolicum, durchtrennt und so eine Übersicht über die Bursa omentalis gewonnen. Man untersuche den Recessus superior, den Recessus inferior und den Recessus splenicus bursae omentalis. Der Magen soll vorübergehend nach aufwärts geschlagen und das Pankreas besichtigt werden.

Jetzt wird im freien Rand des Lig. hepatoduodenale der Ductus choledochus bis zu seiner Teilung in Ductus hepaticus communis und Ductus cysticus darge-stellt. Medial vom Ductus choledochus wird die A. hepatica propria und die meist von ihr abgehende A. gastrica dextra aufgesucht. Die Aufteilung der A. hepatica propria ist darzustellen, desgleichen der Verlauf der A. gastrica dextra an der Curvatura minor des Magens zu präparieren. In der Tiefe wird die V. portae zur Ansicht gebracht.

Die A. hepatica propria wird zentralwärts verfolgt, dabei die Plica hepato-pancreatica zerstört, um die A. hepatica communis bis zum Truncus coeliacus verfolgen zu können. Die Aufteilung des Truncus coeliacus in diese Arterie sowie in die A. lienalis und die A. gastrica sinistra wird dargestellt, die letztere bis zu ihrer Anastomose mit der A. gastrica dextra freipräpariert.

Man achte auf hier häufig vorkommende Varietäten hinsichtlich des Ursprungs und des Verlaufs der Gefäße sowie auf Nodi lymphatici.

Regio cervicalis lateralis sinistra, 3. Schichte

Jetzt wird das Stratum tertium durch Entfernung der Lamina praevertebralis fasciae cervicalis eröffnet. Damit kommt die Muskulatur, die den Boden bildet, zur Darstellung. Es sind dies die Mm. splenii, der M. levator scapulae und die Mm. scaleni, die sichtbar gemacht werden müssen. Zunächst werden der N. dorsalis scapulae, der N. thoracicus longus und der N. suprascapularis aufgesucht. Schließlich wird der N. phrenicus freigelegt, der den M. scalenus anterior überkreuzt. Durch Verziehung des M. omohyoideus können der Plexus brachialis und die A. subclavia – durch die Skalenuslücke ziehend – zur Ansicht gebracht werden. Nicht so selten kann die A. subclavia die erste Rippe in einem hohen Bogen überkreuzen. Man achte am hinteren Rand des M. scalenus anterior auf die meistens vorhandene A. dorsalis scapulae, die den Plexus brachialis durchbricht. Häufig besteht ein gemeinsamer Stamm für die A. dorsalis scapulae und die A. cervicalis superficialis. Dieser gemeinsame Stamm wird als A. transversa cervicis bezeichnet. Zum Abschluss kann noch die A. suprascapularis freigelegt werden.

Regio facialis anterior sinistra

Unter Entfernung des Corpus adiposum buccae wird der Ductus parotideus bis zum M. buccinator, durch den er hindurch zieht, verfolgt. Dieser Ausführungsgang endet an der Papilla parotidea im Vestibulum oris. Am vorderen Rand des M. masseter wird der N. buccalis, der die Wangenschleimhaut innerviert, dargestellt. Außerdem können die Vasa facialia vollständig zur Ansicht gebracht werden.

Der N. mentalis wird entsprechend der Gegenseite aufgesucht.

Der Hautschnitt kann jetzt bis zum Nasenrücken verlängert und so die Regio nasalis dargestellt werden. Dabei ist der M. nasalis zu präparieren und der R. nasalis externus aufzusuchen.

Im Bereich der Lippen sind unter teilweiser Zerstörung des vorher dargestellten M. orbicularis oris einige Glandulae labiales aufzusuchen.

Fossa cubitalis, I. Akt

Hautschnitt: In der Mitte der Fossa cubitalis wird ein Längsschnitt bis etwa drei Querfingerbreit distal die Cubitalfurche angelegt. Daran anschließend folgt ein kreisförmiger Schnitt an der palmaren Fläche des Unterarmes, so dass die Haut vom Längsschnitt aus türflügelartig auseinanderpräpariert werden kann.

Unter Freilegung der subkutanen Gebilde (der Venen und Nerven sowie Lymph- knoten) wird das subkutane Fettgewebe entfernt. Man beginnt lateral die V. cephalica darzustellen, der sich im distalen Abschnitt des Präparationsfeldes der N. cutaneus antebrachii lateralis anlegt, der dann bis etwa in die Mitte der Fossa cubitalis nach proximal verfolgt werden kann (bis zu seiner Durchtritts- stelle durch die Faszie). Man achte dabei auf eine etwa vorhandene V. mediana cubiti, die in diesem Bereich ebenfalls durch die Faszie hindurch ziehen kann. Die Variabilität der Venen ist in diesem Abschnitt besonders groß, und man ver- gleiche die freigelegten Venen mit den Verhältnissen am Lebenden bzw. mit in den Lehrbüchern und Atlanten dargestellten Verhältnissen. Schließlich werden an der medialen Seite die V. basilica aufgesucht, häufig vorhandene Anastomosen dargestellt und die Verzweigung des N. cutaneus antebrachii medialis präpariert. In diesem Bereich sind unter Umständen Lymphknoten darstellbar (bei etwa 30% der Fälle).

Vasa mesenterica superiora

Die Präparanten arbeiten gemeinsam!

Das Colon transversum wird nach aufwärts, Jejunum und Ileum werden auf die linke Seite der Leiche geschlagen. Ventral von der Pars horizontalis (inferior) duodeni werden die Vasa mesenterica superiora getastet und unter Durchtrennung des Peritoneums (der rechten Peritoneallamelle) freigelegt. Die Verästelungen der Gefäße werden, ebenso wie die Nodi lymphatici gereinigt und die Äste, sowohl jene die von der konvexen als auch jene, die von der konkaven Seite der A. mesenterica superior entspringen, dargestellt. Unter Schonung einer Peritoneallamelle (der linken) werden einige Aa. jejunales und ileales mit ihren Arkaden in einem jeweils etwa handbreiten Stück bis an das Jejunum und das Ileum freipräpariert. Die Zahl der Arkaden nimmt colonwärts zu. Desgleichen werden die A. ileocolica mit der A. appendicularis, die A. colica dextra und die A. colica media dargestellt. Man vergleiche das Verhalten dieser Arterien zu den Gefäßarkaden am Dünndarm.

Im Anschluss daran verfolgt man die Vasa mesenterica superiora bis zur Incisura pancreatis und stellt die A. pancreaticoduodenalis inferior mit ihrem Ramus anterior und ihrem Ramus posterior dar.

Die Präparation des Pharynx von hinten

Die Präparanten arbeiten gemeinsam!

Zunächst wird der M. longus capitis beiderseits entfernt, und dann beginnt man von der Medianen aus, die Faszie vorsichtig abzulösen. Es werden so die Fascia pharyngobasilaris und die Schlundschnürer (M. constrictor pharyngis superior, medius und inferior) dargestellt. Zwischen dem oberen und mittleren Schlundschnürer strahlt der M. stylopharyngeus ein, der jederseits bis zu seinem Ursprung am Processus styloideus zu verfolgen ist.

Man beachte die Raphe pharyngis und das Verhalten der Mm. constrictores pharyngis hinsichtlich dieser Raphe.

Die folgende Präparation wird symmetrisch rechts wie links zwecks Darstellung der Parapharyngealräume durchgeführt.

Seitlich des Pharynx im Spatium lateropharyngeum wird das Bindegewebe entfernt, und die einzelnen Hirnnerven werden bis zur Schädelbasis verfolgt. Es sind dies zunächst der N. hypoglossus und der Ramus. externus des N. accessorius. Weiters werden der N. vagus mit seinen Ganglien sowie das Ganglion cervicale superius des Truncus sympathicus dargestellt. Zwischen diesem und dem Ganglion inferius n. vagi sind die Verbindungen aufzusuchen. Schließlich wird versucht, den N. glossopharyngeus, die A. carotis interna und die V. jugularis interna sichtbar zu machen. Unter vorsichtigem Abmeißeln kann einerseits der Canalis hypoglossalis und andererseits das Foramen jugulare eröffnet werden, um die Nerven bei ihrem Durchtritt durch die Schädelbasis zu sehen. Man achte dabei auf die Ganglien von N. glossopharyngeus und N. vagus sowie auf die Vereinigung des Ramus internus des Truncus n. accessorii mit dem N. vagus. Die V. jugularis interna wird aufgeschnitten und der Bulbus superior damit zur Ansicht gebracht.

Im Folgenden werden, dabei den M. stylopharyngeus als Leitgebilde benutzend, der M. constrictor pharyngis medius und der M. constrictor pharyngis inferior durchschnitten und nach seitwärts geklappt. Damit wird die Längsmuskulatur des Pharynx sichtbar, und das Verhalten des M. stylopharyngeus kann studiert werden.

Brustkorberöffnung, Darstellung des Mediastinum

Die Präparanten arbeiten gemeinsam!

Unter Erhaltung der unteren Thoraxapertur werden, beginnend von der ersten Rippe, in einer nach seitlich abfallenden Linie, die Rippen durchsägt und samt dem Sternum, von dem nur der unterste Teil in situ verbleiben soll, entfernt. Um die Pleura nicht zu verletzen, ist es notwendig, diese vorher stumpf von den Rippen abzulösen. Durch das Erhalten der unteren Thoraxapertur können zunächst die Ursprünge des Diaphragma von der Thoraxseite her an den Rippen und am Sternum dargestellt werden.

Man beginnt mit der Präparation des Mediastinum und stellt zunächst die beiden Lappen des retrosternalen Fettkörpers bzw. der Thymusreste dar. Man achte darauf, die bindegewebige Hülle dieser Lappen nicht zu verletzen, um so einen besseren Überblick über die Topik dieser Gebilde zu erhalten. Nach Möglichkeit sollen die Arterienzweige aus den Aa. thoracicae int., die diesen Fettkörper mit Blut versorgen, dargestellt werden. Varietäten in diesem Bereich sind möglich. Anschließend verfolgt man die Vasa thoracica int. kranialwärts und sucht den Ursprung der Arterien aus den Aa. subclaviae auf. Die Einmündung der V. thoracica interna dextra direkt in die V. cava superior, der V. thoracica interna sinistra in die V. brachiocephalica sinistra werden auch dargestellt. Unter Entfernung des retrosternalen Fettkörpers können im oberen Bereich des Mediastinum die großen Gefäße, die V. cava superior, der Truncus pulmonalis und die Aorta ascendens mit dem Aortenbogen zur Ansicht gebracht werden. Die Umschlagstellen des Pericardiums an diesen Gefäßen sind, ohne sie zu verletzen, darzustellen. Im unteren Mediastinum liegt der Herzbeutel. Die dem Pericardium anliegenden Nn. phrenici sind beiderseits freizulegen und bis zu ihrem Ursprung aus dem Plexus cervicalis zu verfolgen. Eventuell vorhandene Nebenphrenici sind festzustellen.

Die Nn. vagi werden auf beiden Seiten, vom Hals beginnend, bis zum Lungenstiel, hinter dem sie verlaufen, verfolgt. Links wird der lateral von dem Lig. arteriosum ziehende und den Aortenbogen umschlingende N. laryngeus recurrens zur Ansicht gebracht und dabei das Lig. arteriosum auspräpariert. Den Abschluss bildet die Untersuchung der Äste des Aortenbogens, um etwaige Varietäten festzustellen. Nach Möglichkeit soll der Plexus aorticus thoracicus am Aortenbogen dargestellt werden.

Beckenboden

Die Präparanten arbeiten gemeinsam!

Zwischen dem 3. und 4. Lumbalwirbel wird das Präparat quer durchtrennt, wobei die Nieren, an den Ureteren hängend, am Beckenpräparat verbleiben sollen. Das Becken-Beinpräparat kann in einem Beckengestell zur Dammpräparation und zur Darstellung des Beckenbodens befestigt werden.

Die noch vorhandene Haut wird, unter Umschneidung des Anus und bei der Frau auch des Vestibulum vaginae, entfernt. Man beginnt mit der Entfernung des Fettgewebes der Fossa ischiorectalis unter Darstellung der Gefäße und Nerven für Damm und Anus. Der M. sphincter ani externus und der M. levator ani werden zur Ansicht gebracht, die Nerven und Gefäße bis an die von der Fascia obturatoria gebildeten Wand verfolgt. Hier wird der Canalis pudendalis (*Alcock*) eröffnet, die Vasa pudenda int. sowie der N. pudendus als Stamm der vorher dargestellten kleinen Rr. perineales und Rr. anales aufgesucht. Unter Verfolgung dieser Zweige kann das Diaphragma urogenitale mit dem aufgelagerten M. ischiocavernosus und dem M. bulbospongiosus sichtbar gemacht werden.

M. ischiocavernosus und M. bulbospongiosus werden entfernt, die Schwellkörper präpariert, wo bei die A. bulbi penis (vestibuli) und die A. profunda penis (clitoridis) erhalten bleiben sollen. Beim Mann wird das Corpus spongiosum penis vom Corpus cavernosum penis abgelöst und der Bulbus penis (urethrae) dargestellt. Anschließend legt man den Durchtritt der Urethra durch das Diaphragma urogenitale frei und versucht beim Mann die Glandulae bulbo-urethrales, bei der Frau die Glandulae vestibulares majores zur Ansicht zu bringen.

Schließlich entfernt man das Diaphragma urogenitale, um dadurch einen Überblick über den Ursprung der Levatorfasern und das Levatortor zu bekommen. Bei der Frau sind die in das Centrum tendineum perinei einstrahlenden Fasern der benachbarten Muskeln darzustellen und insbesondere die prärektalen Fasern des M. levator ani aufzusuchen.

Auf einer (der rechten) Seite wird zum Abschluss der M. levator ani wandnahe durchschnitten, um eine Orientierung über die Beckeneingeweide von unten her zu erhalten. Dabei ist bei der Frau die enge Nachbarschaft zwischen dorsaler Vaginalwand und Rectum zu beachten.

Trigonum caroticum sinistrum

Innerhalb der Begrenzung des Trigonum (M. sternocleidomastoideus, Venter posterior des M. digastricus, Venter superior des M. omohyoideus) wird die Faszie unter Schonung der oberflächlich davon liegenden Ansa cervicalis superficialis entfernt. Nach Darstellung der V. facialis communis und der V. thyroidea superior werden diese durchtrennt. Anschließend wird der bogenförmig verlaufende N. hypoglossus (Achtung auf die A. sternocleidomastoidea) mit seinem R. thyrohyoideus und der Radix superior ansae, welche der A. carotis communis aufliegt, dargestellt. Dabei ist auf die medial oder lateral von der V. jugularis int. verlaufende Radix inferior ansae zu achten. Diese vereinigt sich mit der Radix superior zur Ansa cervicalis profunda, die vollständig zur Ansicht gebracht wird. Unter Verziehung dieser Ansa kann die A. carotis communis, sowie deren Teilung in A. carotis interna und externa aufgesucht werden.

Die einzelnen im Trigonum caroticum von der A. carotis externa abgehenden Äste werden präpariert, wobei auf hier häufig auftretende Varietäten besonders zu achten ist. Zwischen A. carotis externa und interna sind im Bereich des Sinus caroticus das Glomus caroticum (Chemorezeptor) und der Ramus sinus carotici als Ast des N. glossopharyngeus freizulegen. Anschließend können die V. jugularis interna und ihr anliegende Lymphknoten dargestellt werden. Zwischen dieser Vene und der A. carotis communis wird der N. vagus aufgesucht und damit der gesamte Gefäß-Nerven-Strang des Halses zur Ansicht gebracht. Nach Entfernung der tiefen Halsfaszie wird der Truncus sympathicus, der prävertebralen Muskulatur aufliegend, dargestellt. Dabei ist zu berücksichtigen, dass der Truncus sympathicus meist aus mehreren Strängen besteht und am kranialen Ende des Trigonum caroticum sein Ganglion cervicale superius sichtbar wird.

Zum Abschluss erfolgt die Aufsuchung des N. laryngeus superior und jenes Anteiles des R. externus des N. accessorius, der sich innerhalb des Trigonum caroticum am Vorderrand des M. sternocleidomastoideus befindet.

Regio orbitalis sinistra, I. Schichte und Regio frontalis sinistra

Hautschnitte:

1. I. Verlängerung des kreisförmigen Hautschnittes etwa 1 cm vom Orbital-rand entfernt um die gesamte Orbita.

2. Median an der Nasenwurzel am Schnitt 1 beginnend nach aufwärts bis zur Sutura coronalis.

Man löst vorsichtig die Haut in der Orbitalgegend ab, präpariert sie lidspalten-wärts und lässt sie am Lidspaltenrand hängen. Reinigung des M. orbicularis oculi unter Schonung der an seiner lateralen oberen Seite subkutan werdenen Zweige des N. lacrimalis. Am medialen Rand achte man auf das Lig. palpebrale (mediale) und den N. infratrochlearis. Anschließend wird die Haut der Stirn-gegend zurückgeschlagen. Jetzt können die im Supraorbitalbereich vorhanderen Nerven und Gefäße dargestellt werden. Dazu muss der Venter frontalis des M. occipitofrontalis in der Faserrichtung gespalten werden und der N. supra-trochlearis, sowie der N. supraorbitalis, mit seinem R. medialis und seinem R. lateralis und den begleitenden Gefäßen aufgesucht werden.

Fossa cubitalis, II. Akt

Unter Erhaltung der Aponeurosis m. bicipitis brachii (= Lacertus fibrosus), die proximal und distal scharf begrenzt wird, kann die Faszie abgetragen werden. Erst dann kann der Lacertus fibrosus unterminiert und unter Schutz einer Pinzette scharf durchtrennt werden. Damit gewinnt man eine Übersicht über die tiefen Gebilde der Fossa cubitalis, die unter Entfernung des subfaszialen Fettgewebes dargestellt werden. Zweckmäßigerweise beginnt man mit der Präparation der Vv. brachiales, wobei u. U. eine allenfalls in sie einmündende V. mediana cubiti durchtrennt werden muss. Anschließend sucht man die A. brachialis auf, stellt den Abgang der A. radialis dar und präpariert eine nach lateral aufsteigende A. recurrens radialis. In Verlängerung der Präparation der A. brachialis wird diese bis zur Aufteilung in A. ulnaris und A. interossea communis dargestellt. Bei einer tiefen Teilung muss diese Präparation zurückgestellt werden und kann erst nach Aufsuchung des medial von der A. brachialis gelegenen N. medianus, der im Regelfall zwischen den beiden Köpfen des M. pronator teres verläuft, dargestellt werden. Jedenfalls kann aber die aus der A. brachialis entspringende A. recurrens ulnaris aufgesucht werden. Alle Abgänge und Aufzweigungen müssen sorgfältig von anhaftendem Bindegewebe befreit werden.

Schließlich wird der N. cutaneus antebrachii lateralis freigelegt und bis zum Stamm des N. musculocutaneus unter Verdrängung des M. biceps brachii dargestellt. Das Bindegewebe zwischen dem M. brachialis und dem M. brachioradialis wird entfernt und der zwischen diesen beiden Muskeln liegende N. radialis dargestellt. Seine Aufzweigung in einen R. superficialis und einen R. profundus, der unter dem proximalen Rand des M. supinator in die Tiefe gelangt, wird präpariert.

Vasa mesenterica inferiora

Die Präparanten arbeiten gemeinsam!

Nachdem das Dünndarmkonvolut nach rechts geschlagen wurde, kann die Aorta abdominalis vor der Lendenwirbelsäule getastet werden. Das Peritoneum, das die Aorta bedeckt, wird vorsichtig abgelöst, und unter Schonung der Aa. testiculares sive ovaricae sowie des auf der Aorta liegenden sympathischen Plexus wird die A. mesenterica inferior an ihrem Ursprung aus der ventralen Aortenwand aufgesucht. Am Abgang der A. mesenterica inferior kann das Ganglion mesentericum inferius aufgesucht werden. Die Verzweigung dieser Arterie ist unter Schonung des dorsal von ihr liegenden Bindegewebes darzustellen und bis zur A. rectalis superior zu verfolgen. Man beachte die Anastomose zwischen der A. colica sinistra und der A. colica media (aus der A. mesenterica superior) im Bereich der Flexura coli sinistra.

Bei der Präparation des Ganglion mesentericum inferius achte man auf die später darzustellenden Nn. splanchnici lumbales und des Plexus hypogastricus superior.

Gleichzeitig mit den Ästen der Arterie sind die Wurzeln der V. mesenterica inferior zu präparieren, und diese Vene ist bis zu ihrer Lage in der Plica duodenalis superior zu verfolgen.

Pharynxeröffnung und Präparation, Larynxdarstellung

Die Präparanten arbeiten gemeinsam!

Der Pharynx wird in der Medianen am besten mit einer Schere der Länge nach gespalten und die Fascia pharyngobasilaris an ihrem Ansatz an der Schädelbasis quer durchtrennt. Damit werden die drei Etagen des Schlundes sichtbar und die einzelnen Öffnungen sind zu untersuchen. In der Pars nasalis pharyngis (= Nasopharynx) sind das Ostium pharyngeum tubae auditivae, der Torus tubarius und der Levatorwulst, in der Pars oralis (= Oropharynx) die Valleculae epiglotticae und in der Pars laryngea (= Laryngopharynx) der Recessus piriformis, die Plica n. laryngei und der Aditus laryngis zu untersuchen. Anschließend entfernt man die Schleimhaut und stellt sowohl die Pharynx- als auch die Gaumenmuskulatur dar. Im Nasopharynx wird zunächst der M. uvulae freigelegt, dann werden die einstrahlenden Fasern des M. tensor veli palatini und des M. levator veli palatini zur Ansicht gebracht. Um den M. tensor veli palatini in seinem Verlauf besser studieren zu können, ist es zweckmäßig, auf einer Seite die Fascia pharyngobasilaris vollständig zu entfernen und den Muskel bis zum Hamulus pterygoideus zu verfolgen. Falls vorhanden, ist ein M. salpingopharyngeus darzustellen, und der M. palatopharyngeus ist bis nach abwärts zu verfolgen. Im Laryngopharynx sind beiderseits der R. internus des N. laryngeus superior, der M. arytaenoideus obliquus und der M. arytaenoideus transversus freizulegen.

Der Larynx wird mit der Epiglottis aus dem Pharynx herausgelöst und die einzelnen Larynxmuskeln, insbesondere der M. cricoarytenoideus posterior und der M. cricoarytenoideus lateralis werden beiderseits dargestellt.

Mit einem kräftigen Scherenschlag wird dann der Larynx von hinten her eröffnet, und die Plicae vestibulares und die Plicae vocales werden untersucht. Der Ventriculus laryngis wird sondiert. Die Schleimhaut wird entfernt und auf einer Seite wird der M. vocalis, auf der anderen das Lig. vocale als freier Rand des Lig. cricothyroideum sowie das Lig. vestibulare dargestellt. Zum Abschluss kann dann auf einer Seite eine Cartilago arytenoidea (Stellknorpel) vollständig freigelegt und entnommen werden, um die Gelenkflächen an ihr und der Cartilago cricoidea zu untersuchen.

Herausnahme der Lungen, Bronchopulmonale Segmente

Der Lungenstiel wird unter Schonung des dorsal von ihm verlaufenden N. vagus durchtrennt und die Lunge dem Präparat entnommen, um die Verzweigungen der Lappenbronchi in die Segmentbronchi darstellen zu können. Bevor die Präparation durchgeführt wird, orientiert man sich durch Sondierung über die Abgänge der segmentalen Bronchi, wobei rechts drei vom Oberlappenbronchus, zwei vom Mittellappenbronchus und fünf vom Unterlappenbronchus abgehen. Links finden sich häufig vier bis fünf vom Oberlappenbronchus und vier bis fünf vom Unterlappenbronchus entspringende segmentale Bronchi.

Man bindet nun in einen Segmentbronchus eine (Glas-)Kanüle ein, um ein Segment mit Luft aufzublähen. Dieser Bronchus wird abgeklemmt, und nun versucht man an der Grenze zwischen aufgeblähtem Segment und dem übrigen Lungengewebe ein intersegmentales Septum mit der darin befindlichen V. intersegmentalis (Pars intersegmentalis eines Astes einer Lungenvene) darzustellen. Ist dies geschehen, werden vom Hilum aus die anderen Segmentbronchi aufgesucht. Es wird festgestellt, dass sie jeweils von einer segmentalen Arterie begleitet werden, während die entsprechenden Venen in ihrem zentralen Abschnitt intersegmental verlaufen. Bei einer unveränderten Lunge wird es nicht schwierig sein, auf diesem Wege einige weitere Segmente zu isolieren.

Entfernung der Glandula parotidea, Fossa retromandibularis sinistra

Die Präparanten arbeiten gemeinsam!

Die an den Rändern der Gl. parotidea dargestellten Äste des N. facialis verfolgend, wird die Drüse in eine oberflächliche und eine tiefe Schichte zerlegt. Dabei zeigt sich, dass diese beiden Schichten am dorsalen Rand miteinander in enger Verbindung stehen und nur vorne relativ leicht voneinander zu trennen sind. Damit wird der Plexus intraparotideus des N. facialis dargestellt. Der oberflächliche Anteil der Drüse wird nach seiner Mobilisierung scharf durchtrennt und entfernt. Vor Entfernung des tiefen Anteiles wird, vom Plexus intraparotideus beginnend, der Stamm des N. facialis aufgesucht, dabei der Dipus n. facialis dargestellt und der Nerv selbst bis zum Foramen stylomastoideum verfolgt. Man achte dabei auf den N. auricularis posterior als ersten Ast des N. facialis unterhalb des Foramen stylomastoideum. Dieser Nerv erreicht den Venter occipitalis des M. epicraneus und die hinteren Ohrmuskeln. Als weitere Zweige, die entweder direkt aus dem Stamm des N. facialis oder aber vom N. auricularis posterior abgehen, sind der R. stylohyoideus (für den M. stylohyoideus) und der R. digastricus (für den Venter posterior des M. digastricus) sowie außerdem die A. stylomastoidea zu beachten.

Erst nach Darstellung dieser Gebilde wird der tiefe Anteil der Glandula parotidea stückweise entfernt, wobei ein etwas größerer Teil am Ductus parotideus verbleiben und mit diesem nach vorne geschlagen werden soll. Bei der Entfernung der Ohrspeicheldrüse darf die bindegewebige Grundlage der Fossa retromandibularis nicht zerstört werden, wohl aber muss die durch diese Faszie durchtretende A. carotis externa freigelegt werden. Die Endäste der A. carotis externa, die A. temporalis superficialis und die A. maxillaris, werden an ihrem Ursprung dargestellt. Falls eine gut ausgebildete A. transversa faciei vorhanden ist, wird deren Ursprung aus der A. temporalis superficialis ebenfalls aufgesucht. Die die V. retromandibularis z. T. bildende V. temporalis superficialis sowie der N. auriculotemporalis werden, soweit sichtbar, dargestellt.

Nach vollständiger Entfernung der Glandula parotidea wird die Begrenzung der Fossa retromandibularis sichtbar, und zwar nach unten der Tractus angularis fasciae cervicalis, nach hinten der Venter posterior m. digastrici und nach vorne der Ramus mandibulae.

Regio antebrachialis anterior, I. Akt

Hautschnitt: Bis zur Handwurzel, dem Carpus, ein Medianschnitt am Unterarm. An der Handwurzel ein kreisförmiger Schnitt an der palmaren Fläche.

Die Haut wird türflügelartig unter Schonung der subkutanen Gebilde abpräpariert. Anschließend werden die subkutanen Venen, die sich zur V. cephalica und zur V. basilica und allenfalls zu einer V. mediana cubiti vereinigen, dargestellt. Dabei beachte man die große Variabilität und die Unterschiede zwischen rechter und linker Seite. Desgleichen werden ohne Verletzung der Fascia antebrachii die subkutanen Nerven, der N. cutaneus antebrachii lateralis und der N. cutaneus antebrachii medialis, und ihre Zweige zur Ansicht gebracht.

Nach Darstellung der subkutanen Gebilde kann die Faszie gespalten und die oberflächliche Schichte der ventralen Unterarmmuskeln kann sichtbar gemacht werden. Ebenso werden der N. ulnaris sowie die A. ulnaris und die A. radialis unter Mobilisierung der oberflächlichen Muskelschichte dargestellt. Im distalen Abschnitt, knapp oberhalb der Handwurzel, wird auch der N. medianus aufgesucht.

Magengefäße und Milzstiel

Die Präparanten arbeiten gemeinsam!

Zunächst werden zur Vervollständigung der Präparation der Gebilde des Omentum minus die A. gastrica sinistra und die A. gastrica dextra entlang der Curvatura gastrica minor dargestellt. Ebenso werden die V. gastrica sinistra und die V. gastrica dextra an ihren Wurzeln entlang der kleinen Kurvatur zur Ansicht gebracht. Im Bereich der Pars cardiaca können an der Vorderfläche des Magens die aus dem Truncus vagalis anterior stammenden Nerven unter Entfernung des Peritoneum dargestellt werden.

Anschließend werden entlang der Curvatura gastrica major die A. gastro-omentalis dextra (aus der A. gastroduodenalis) und die A. gastroomentalis sinistra (aus der A. splenica) freigelegt. Man achte darauf, die Anastomose zwischen beiden Arterien nicht zu verletzen. Im Bereich des Fundus gastricus werden die Aa. gastricae breves, soweit es möglich ist, dargestellt und bis zu ihrem Ursprung aus der A. splenica zurückverfolgt.

Für die Präparation des Milzstieles ist es notwendig, den Magen hochzuklappen und am Oberrand des Pankreas die A. und V. splenica aufzusuchen. Diese werden nun bis zum Hilum der Milz gereinigt. Man achte dabei auf einen häufig vorhandenen langen Ast der A. splenica, der gesondert von anderen Gefäßen die Milz erreicht. Ebenso sollen die Ursprünge der A. gastroomentalis sinistra und die der Aa. gastricae breves geschont werden.

Präparation der Mundhöhle

Man entfernt zunächst die Schleimhaut im Bereich des weichen Gaumens, um die Glandulae palatinae zu besichtigen. Diese werden anschließend abpräpariert, und die Aponeurose des Gaumens wird sichtbar gemacht. Nun kann man den vorderen und hinteren Gaumenbogen von Schleimhaut befreien, die Tonsilla palatina aus dem Tonsillenbett entfernen und dieses untersuchen.

Zum Abschluss wird die Schleimhaut über dem harten Gaumen entfernt, und die Nn. palatini werden dargestellt.

Herzbeuteleröffnung und Präparation der Koronargefäße, I. Akt

Der Herzbeutel wird, beginnend an der V. cava superior, nach abwärts entlang des Ansatzes am Diaphragma und aufsteigend am Margo obtusus eröffnet. Die vordere Perikardwand wird nach aufwärts geklappt und die Oberfläche des Herzens besichtigt. Man sondiert die Recessus und Sinus pericardii. Zwischen Porta arteriosa und Porta venosa findet sich der Sinus transversus, hinter und unterhalb des Herzens der Sinus obliquus pericardii, jederseits zwischen den oberen und unteren Lungenvenen die Sinus laterales und im Bereich der Aorta und des Truncus pulmonalis der Recessus aorticus und der Recessus pulmonalis.

An der Vorderfläche des Herzens (der Facies sternocostalis) wird das Epicardium (= Lamina visceralis des Pericardium serosum) entfernt, und die Koronargefäße werden präpariert.

Im Sulcus coronarius, unterhalb der Auricula dextra, werden die A. coronaria dextra und die Vv. cordis minimae dargestellt, während unterhalb der Auricula sinistra die A. coronaria sinistra aufgesucht wird. Diese wird nach abwärts präpariert, ihre Aufteilung in den Ramus circumflexus und den Ramus interventricularis anterior dargestellt, und die Zweige werden freigelegt. Im Bereich des Sulcus interventricularis anterior ist auch die Vene darzustellen.

Soweit es möglich ist, soll versucht werden, am rechten Vorhof die aus der A. coronaria dextra stammenden Zweige darzustellen.

Präparation der Koronargefäße, II. Akt

Die Präparanten arbeiten gemeinsam!

Nachdem im vorhergehenden Präparationsakt die Koronargefäße an der Vorderfläche dargestellt wurden, können jetzt die Koronargefäße an der Facies dia-
phragmatica zur Ansicht gebracht werden. Das Herz wird mittels eines Muskel-
hakens nach aufwärts gezogen und das Epicardium an der Facies diaphragma-
tica entfernt. Sodann wird in Fortsetzung der Präparation der A. coronaria
sinistra der R. circumflexus weiter präpariert, außerdem werden der
R. marginalis sinister und die Arterienzweige an der Hinterfläche der linken
Kammer dargestellt. Die V. cordis magna, im Sulcus coronarius den R. circumflexus der A. coronaria sinistra begleitend, wird bis zum Sinus coronarius verfolgt. Der Sinus coronarius selbst wird ebenfalls freigelegt und die V. oblicua
atrii sinistri aufgesucht.

Die A. coronaria dextra wird in Fortsetzung der Darstellung an der Facies
sternocostalis weiterpräpariert und der R. interventricularis posterior im Sulcus
interventricularis posterior gemeinsam mit der V. cordis parva dargestellt.

Trigonum submandibulare sinistrum, I. Akt

Die bisher noch nicht verletzte Fascia submandibularis wird, beginnend am Unterkieferrand, abgelöst. Dabei ist die hintere Begrenzung des Trigonum submandibulare – der Tractus angularis fasciae cervicalis – zu schonen. Die Fascia submandibularis wird bis zur unteren vorderen Begrenzung des Dreieckes, bis zum Venter anterior des M. digastricus abpräpariert und entfernt. Die damit sichtbar gewordene Drüse, die Glandula submandibularis, wird stumpf mobilisiert unter gleichzeitiger Darstellung der Vasa facialia, die teils oberflächlich, teils durch die Drüse hindurch verlaufen. Dabei sind die von den Vasa facialia abgehenden Vasa submentalia freizulegen.

Die Drüse kann dann stumpf aus ihrem Bett herausgewälzt und nach abwärts gedrängt werden. Der die Grundlage des Trigonum submandibulare bildende M. mylohyoideus wird von Fettgewebe befreit und der ihn und den vorderen Bauch des M. digastricus innervierende N. mylohyoideus zur Ansicht gebracht. Anschließend kann am hinteren Rand des M. mylohyoideus in der Tiefe der N. lingualis aufgesucht sowie das über die Rr. ganglionares mit ihm verbundene Ganglion submandibulare dargestellt werden. Man achte dabei auch auf die Rr. glandulares, die vom Ganglion zur Glandula submandibularis gelangen.

In weiterer Folge kann die Drüse, deren Processus uncinatus und deren Ausführungsgang sich um den Hinterrand des M. mylohyoideus herum schlingen, nach aufwärts gedrängt werden, um den im unteren hinteren Bereich des Dreieckes bodenbildenden M. hyoglossus sichtbar zu machen. Diesem oberflächlich anliegend, findet sich der N. hypoglossus sowie eine ihn begleitende Vene (V. comitans n. hypoglossi). Zwischen N. hypoglossus, Hinterrand des M. mylohyoideus und Zwischensehne des M. digastricus (Trigonum a. lingualis) wird der N. hypoglossus parallel seiner Faserrichtung gespalten. Damit kann medial von diesem Muskel die A. lingualis, die nur in Einzelfällen von einer Vene begleitet ist, zur Ansicht gebracht werden.

Regio orbitalis sinistra, II. Schichte

Der M. orbicularis oculi wird von allen Seiten her lidrandwärts abpräpariert. Dabei ist darauf zu achten, dass das Septum orbitale unverletzt bleibt. Nach Reinigung des Septum sowie des Lig. palpebrale (mediale) können sowohl der noch vorhandene Hautlappen, als auch der am Lidrand hängende M. orbicularis oculi unter Schonung des Lidrandes und der Wimpern abgetrennt und entfernt werden. Die durch das Septum hindurch tretenden Gebilde (N. supraorbitalis, N. supra- und infratrochlearis, A. supraorbitalis, A. dorsalis nasi und V. angularis) werden gereinigt und oberflächlich vom Septum dargestellt.

Anschließend wird der M. zygomaticus major vom Os zygomaticum abgelöst und der N. zygomaticofacialis an seinem Foramen aufgesucht. Weiters werden am Infraorbitalrand der M. zygomaticus minor sowie der M. levator labii superioris abgelöst und der N. infraorbitalis sowie die Vasa infraorbitalia am Foramen infraorbitalis aufgesucht und der darunter befindliche M. levator anguli oris (M. caninus) dargestellt.

Regio antebrachialis anterior, II. Akt

Praktischer Hinweis: Vor Beginn der Präparation an der Hand soll versuchsweise eine *Oberst*sche Leitungsanästhesie gelegt werden. Man benützt eine Spritze mit etwa 1 ml farbiger Tuschelösung. An der Basis des Grundgliedes eines Fingers, medial und lateral, von dorsal her, wird neben der Phalanx proximalis ein kleines Depot gesetzt. Damit können die Nn. digitales proprii für Mittel- und Endglied anästhesiert werden.

Nach sorgfältiger Darstellung der oberflächlichen Gebilde wird der M. pronator teres an seinem Ansatz an der Tuberositas pronatoria durchtrennt und der N. medianus in seiner ganzen Länge unter Verziehung der oberflächlichen Schichte der ventralen Unterarmmuskulatur aufgesucht. Eine manchmal gut ausgebildete A. mediana ist zu beachten und ebenfalls darzustellen.

Schließlich werden auch die tiefen Schichten der Muskulatur teilweise abgelöst und mobilisiert und die A. interossea anterior auf der Membrana interossea nach distal bis zum proximalen Rand des M. pronator quadratus verfolgt. Zum Abschluss wird dieser Muskel von seiner Faszie befreit.

Pankreaspräparation

Die Präparanten arbeiten gemeinsam!

Der Magen wird hochgeschlagen, um das ganze Pankreas sichtbar zu machen. Zunächst wird das Peritoneum entfernt, so dass Kopf, Körper und Schwanz der Drüse sichtbar werden. Desgleichen wird der Processus uncinatus dargestellt, und die Vasa mesenterica superiora werden zwischen Kopf und Processus uncinatus aufgesucht. Man stelle dabei die A. pancreaticoduodenalis inferior mit ihrem R. anterior und R. posterior (aus der A. mesenterica superior) dar und mobilisiere vorsichtig das Caput pancreatis entlang der Pars descendens duodeni. Man achte jedoch darauf, nicht zu tief einzudringen, damit nicht die Ductus pancreatici verletzt werden. Nun wird der Körper des Pankreas parallel seiner Längsachse vorsichtig gespalten und der Ductus pancreaticus schwanz- und kopfwärts verfolgt. Man achte dabei auf eine etwaige Einmündung des Ductus pancreaticus accessorius in diesen und zwar am Übergang des Körpers in den Kopf des Pankreas. Der Ductus pancreaticus wird bis zur Einmündung in die Pars descendens duodeni dargestellt, desgleichen seine Vereinigung mit dem Ductus choledochus. In diesem Bereich studiere man das Verhalten der Arterienzweige (aus den Aa. pancreaticoduodenales sup. et inf.), die die Papilla duodeni mit Blut versorgen.

Anschließend wird im Bereich des Caput pancreatis der Ductus pancreaticus accessorius (parallel zum Ductus pancreaticus und kranial von diesem gelegen) freigelegt. Entweder kann man seine Vereinigung mit dem Ductus pancreaticus (s.o.) finden, oder aber er mündet getrennt von diesem und dem Ductus choledochus durch die Papilla duodeni minor in das Duodenum ein.

Cavitas nasi, Sinus paranasales, Ganglion pterygopalatinum
Die Präparation wird auf beiden Seiten symmetrisch ausgeführt!

Vor Beginn der Präparation werden die Reste der Nasenscheidewand entfernt, und die laterale Nasenwand wird besichtigt. Man sondiert die Öffnungen der Nasennebenhöhlen und die Mündung des Tränennasenganges. Hierzu ist es notwendig, die mittlere Muschel zu resezieren, um die Einmündung des Sinus frontalis, des Sinus maxillaris, der vorderen und mittleren Siebbeinzellen in den Meatus nasi medius zur Ansicht zu bringen. Damit sieht man das Infundibulum ethmoidale mit dem Hiatus semilunaris sowie die Bulla ethmoidalis (eine große Siebbeinzelle). Die hinteren Siebbeinzellen münden in den Meatus nasi superior und können von diesem aus sondiert werden. Ebenso ist die Einmündung des Sinus sphenoidalis in den Recessus sphenoethmoidalis aufzusuchen. Anschließend entfernt man die Schleimhaut und versucht zunächst die vorderen, mittleren und hinteren Siebbeinzellen zu eröffnen. Hierauf wird unter Entfernung der unteren Muschel der Tränennasengang, der in den Meatus nasi inferior mündet, zur Darstellung gebracht.

In weiterer Folge wird nahe dem Foramen sphenopalatinum das Ganglion pterygopalatinum dargestellt, und unter vorsichtiger Abmeißelung von Knochenpartien werden die Nn. palatini und der N. canalis pterygoidei (N. *Vidianus*) freigelegt. Außerdem werden, soweit es möglich ist, die Rr. nasales posteriores superiores laterales et mediales und die Rr. ganglionares (Nn. pterygopalatini) dargestellt. Damit gewinnt man eine Übersicht über die Nasen-Gaumenradiation des N. maxillaris.

Sectio cordis

Die Präparanten arbeiten gemeinsam!

Die Eröffnung der Herzinnenräume wird in Anwesenheit des Prosektors durchgeführt.

Zweckmäßigerweise eröffnet man das Herz mit einem so genannten Herzmesser nach der Methode von Langer, wodurch eine übersichtliche Darstellung der Ein- und Ausströmungsabschnitte der beiden Kammern möglich ist. Wir unterscheiden zwei marginale und zwei septale Schnitte. Man beginnt mit dem 1. (marginalen) Herzschnitt. Rechts neben der Herzspitze wird eingestochen und die rechte Kammer entlang des Margo acutus eröffnet. In Verlängerung dieses Schnittes wird durch das Ostium atrioventriculare dextrum hindurch bis in die V. cava superior geschnitten. Damit ist der rechte Vorhuf und der Einströmungsteil des rechten Ventrikels eröffnet.

Der 2. (marginale) Herzschnitt beginnt am Apex cordis und führt entlang des Margo obtusus durch das Ostium atrioventriculare sinistrum bis in die linke obere Lungenvene. Durch diesen Schnitt bringt man den linken Vorhof und den Einströmungsteil der linken Kammer zur Darstellung.

Der 3. (erste septale) Herzschnitt beginnt rechts vom Apex an der gleichen Stelle, an der der erste Schnitt begonnen wurde und wird rechts neben dem Septum bis in die Aufteilung des Truncus pulmonalis geführt. Durch ihn kommt der Ausströmungsteil des rechten Ventrikels zur Ansicht.

Der Ausströmungsteil des linken Ventrikels wird durch den 4. (zweiten septalen) Herzschnitt eröffnet. Vorher wird jedoch der Truncus pulmonalis durchtrennt, um diesen Schnitt unter Sicht in die Aorta hineinführen zu können. Beginnend am Apex cordis wird links neben dem Septum bis in die Aorta ascendens hinein geschnitten.

Damit sind die Herzinnenräume eröffnet. Sie werden von vorhandenen Blutkoagula befreit, um so das Relief der Herzinnenwand in den einzelnen Abschnitten studieren zu können.

Herz- und Brustsitus

Zunächst ist der rechte Vorhof zu untersuchen, der aus dem Sinus venarum cavarum und der Auricula dextra besteht. Der glattwandige Sinus venarum cavarum ist durch das Tuberculum intervenosum gegliedert und hat sich aus dem ursprünglichen Atrium entwickelt. Die Wand der Auricula dextra besteht aus Muskelbälkchen. Mm. pectinati, und entstand aus dem Sinus venosus. Zwischen diesen beiden Teilen findet sich eine Leiste, Crista terminalis, die in ihrem Verlauf zu studieren ist. Am Septum ist die Fossa ovalis mit dem Limbus fossae ovalis zu suchen und festzustellen, ob nicht u.U. ein Foramen ovale vorhanden ist. Die Klappen bei den Mündungen der unteren Hohlvene (Valvula venae cavae inferioris) und dem Sinus coronarius (Valvula sinus coronarii) sind zu beachten. Man untersuche das Ostium atrioventriculare dextrum mit seinen Segelklappen (Cuspis anterior, posterior und septalis), und stelle fest, wie die Sehnenfäden der Papillarmuskeln der rechten Kammer diese Segelklappen erreichen. In der rechten Kammer untersucht man des weiteren die Trabecula septomarginalis, die Crista supraventricularis (die den Ein- vom Ausströmungsteil trennt) und den Conus arteriosus sowie an dessen Übergang in den Truncus pulmonalis das Ostium trunci pulmonalis. Dieses Ostium wird durch die Taschenklappen (Valvula semilunaris anterior, Valvula semilunaris sinistra und Valvula semilunaris dextra) verschlossen. Die Form und das Verhalten dieser Taschenklappen ist zu untersuchen.

Im linken Vorhof werden die Valvula foraminis ovalis (= Falx septi) an der septalen Wand und die Ostia venarum pulmonalium aufgesucht. Das Ostium atrioventriculare sinistrum mit seinen zwei Segelklappen (Cuspis anterior und Cuspis posterior), das die Verbindung zur linken Kammer herstellt, ist zu untersuchen. In der linken Kammer studiert man die Sehnenfäden, Chordae tendineae, die die beiden Segelklappen mit den Papillarmuskeln verbinden. Außerdem ist das Ostium aorticum mit den Taschenklappen (Valvula semilunaris posterior, Valvula semilunaris dextra und Valvula semilunaris sinistra) zu beachten.

Im Anfangsteil der Aorta, Pars ascendens aortae, befinden sich, zwischen den Taschenklappen und den entsprechenden Wandteilen der Aorta, die Sinus aortae. Man stelle fest, in welchem Sinus aortae die A. coronaria sinistra und in welchem Sinus aortae die A. coronaria dextra ihren Ursprung nimmt.

Das Becken und die Beckeneingeweide

In der rechten Articulatio sacroiliaca und der Symphysis pubica wird das vorliegende Präparat so abgetragen, dass die Beckeneingeweide in toto am Präparat der linken Seite verbleiben.

Der Präparant der rechten Seite kann nun die parietalen Äste der A. und V. iliaca interna sowie den Plexus sacralis darstellen. Der Präparant der linken Seite wird zunächst die viszeralen Gefäße und Nerven freilegen, wobei bei der Frau insbesondere die A. uterina und deren Unterkreuzung durch den Ureter innerhalb des Lig. cardinale darzustellen sind. Ebenso sind die Aa. vesicales superior et inferior und deren Äste zum Ureter aufzusuchen. Des Weiteren werden im Lig. latum bei der Frau der Plexus pelvinus (Ganglion pelvicum) mit seinen Wurzeln aus dem Plexus hypogastricus superius (sympathisch) und den Nn. splanchnici pelvini (parasympathisch) darzustellen sein. Außerdem wird die A. rectalis media unter Entfernung des venösen Plexus rectalis präpariert. Die Beckeneingeweide werden herausgelöst und bearbeitet.

Zunächst wird die Harnblase isoliert, mit Luft gefüllt und deren äußere Muskelschichte zur Ansicht gebracht. Beim Mann verbleibt die Prostata an der Harnblase. Von der Urethra aus wird die Harnblase eröffnet und es werden die Ductus ejaculatorii sondiert. Innerhalb der Harnblase wird nach deren Eröffnung das Trigonum vesicae besichtigt, und die Einmündungen der Ureteren werden sondiert.

♀: Uterus und Vagina werden vom Rectum isoliert, der Uterus von seiner dorsalen Wand aus aufgeschnitten, um das Cavum uteri mit den Tubenwinkeln zur Ansicht zu bringen. Die Ovarien werden, nachdem die A. ovarica und der R. ovaricus der A. uterina dargestellt wurden, eingeschnitten und die Schnittflächen untersucht.

♂: Die Vesiculae seminales werden freigelegt, ihre Ausführungsgänge verfolgt und die Vereinigung mit den Samenleitern dargestellt.

Zum Abschluss wird das Rectum dem Becken entnommen und eröffnet, um die Plicae transversales und den Übergang von Schleimhaut in äußere Haut betrachten zu können. Unter Entfernung der Schleimhaut kann die Ringmuskulatur zur Ansicht gebracht werden. Dabei ist auf den M. sphincter ani internus zu achten.

Trigonum submandibulare sinistrum, II. Akt

Die Glandula submandibularis wird nach hinten unten gedrängt, um eine vollständige Übersicht über den M. mylohyoideus zu gewinnen. Zunächst wird der Venter anterior des M. digastricus an der Mandibula scharf abgetrennt und nach abwärts geschlagen. Anschließend kann der M. mylohyoideus neben der Raphe durchschnitten und ebenfalls vom Zungenbein abgelöst werden, um nach aufwärts geklappt zu werden. Nun kann sowohl der N. lingualis weiter dargestellt, als auch die A. lingualis am rostralen Rand des M. hyoglossus freigelegt werden. Weiters sind der nun vollständig sichtbare Processus uncinatus der Glandula submandibularis und der Ductus submandibularis darzustellen.

Linke Orbita von vorne

Die Lider werden auseinandergedrängt, und knapp neben der Cornea-Sclera-grenze wird im Bereich der Sclera die Conjunctiva stumpf mit einer Pinzette vom Bulbus abgelöst und nach rückwärts geschoben. Das episclerale Bindegewebe wird dabei ebenfalls abgeschoben, damit das Spatium episclerale eröffnet und die Ansätze der geraden Augenmuskeln dargestellt. Man umschlingt diese mit einem Bindfaden.

Jetzt wird entlang des Orbitalrandes das Septum orbitale durchtrennt, wobei jedoch das Lig. palpebrale (mediale) erhalten bleiben soll. Ober dem Oberlid wird nun der M. levator palpebrae superioris und dessen laterale Faszienaus-strahlung dargestellt. Im lateralen oberen Bereich der Orbita wird dabei die Pars orbitalis der Tränendrüse sichtbar und nach Durchtrennung des M. levator palpebrae superioris knapp oberhalb der Lidplatte und nach Zurückdrängen des zentralen Teiles dieses Muskels auch die Pars palpebralis. Man achte jedoch auf den unmittelbar unter dem M. levator palpebrae superioris liegenden M. rectus bulbi superior, der unverletzt bleiben soll. Im medialen oberen Bereich der Orbita kann nun der M. obliquus bulbi superior mit der Trochlea sowie dessen Sehne unterhalb der Trochlea dargestellt werden.

Anschließend wird das Septum orbitale entlang des Margo infraorbitalis abge-löst. Dabei ist auf den Ursprung des M. obliquus bulbi inferior im medialen Ab-schnitt dieses Randes zu achten. Am medialen Orbitalrand wird nun oberhalb und unterhalb des oberflächlichen Schenkels des Lig. palpebrale (mediale) der Saccus lacrimalis dargestellt. Dann beginnt man an den Puncta lacrimalia die Canaliculi lacrimales freizulegen und beachtet dabei, dass diese zunächst auf- bzw. absteigen und dann rechtwinkelig nach medial umzubiegen um in den Saccus lacrimalis einzumünden. Der oberflächliche Schenkel des Lidbandes wird durchtrennt, um so diese Einmündung übersichtlich zur Darstellung zu bringen. Zum Abschluss werden die Lidplatten von der Vagina bulbi abgetrennt und nach medial geschlagen. Damit wird der tiefe Schenkel des Lidbandes sichtbar, an dem sie hängenbleiben. An der Innenseite des tiefen Schenkels beachte man die Pars lacrimalis des M. orbicularis oculi (*Horner*scher Muskel).

Palma manus, I. Akt

Befindet sich die Hand im Faustschluss, ist es zweckmäßig, diese an einem Brettchen zu befestigen und zwar so, dass sowohl proximal der Unterarm als auch distal die Finger in gestrecktem Zustand an diesem Brettchen befestigt werden.

Hautschnitt: In Verlängerung des Schnittes an der palmaren Seite des Unterarmes wird der Schnitt durch die Palma manus und weiter am Mittelfinger bis zur Nagelphalanx geführt. Die Haut wird türflügelartig über der Palma manus sowie am Mittelfinger abgelöst.

Zunächst wird die Palmaraponeurose, beginnend am M. palmaris longus, zur Ansicht gebracht. Dabei sind neben den Fasciculi longitudinales auch die Fasciculi transversi darzustellen. Zwischen diesen und dem an den Fingerwurzeln befindlichen subkutanen Lig. metacarpeum transversum superficiale liegen in den Zwischenräumen zwischen den Längsfaszikeln die Vasa und Nn. digitales palmares communes et proprii.

Der im Bereich des Kleinfingerballens gelegene, sehr variabel ausgebildete, M. palmaris brevis wird abgelöst, und die A. ulnaris und der N. ulnaris werden in der *Guyon*schen Loge zur Ansicht gebracht.

Die Präparation der Finger wird am Mittelfinger begonnen. Dabei sind die Aa. und Vv. digitales palmares propriae und die Nn. digitales palmares proprii an der radialen und ulnaren Seite freizulegen. Man versuche einige *Vater–Paccini*sche Körperchen, an den Nn. digitales palmares proprii hängend, darzustellen. Anschließend präpariere man die Vagina fibrosa mit ihrer Pars anularis und ihrer Pars cruciformis, eröffne die Sehnenscheide und sondiere dieselbe. Jetzt wird am Daumen und den anderen Fingern in gleicher Weise verfahren, wobei insbesondere das Verhalten der Sehnenscheiden zu beachten ist.

Darmentfernung, Darmwandschichten

Die Präparanten arbeiten gemeinsam!

An der Flexura duodenojejunalis sowie am Übergang des Colon sigmoideum in das Rectum wird der Darm doppelt unterbunden und durchtrennt und entlang des Gekröseansatzes mit der Schere vom Gekröse bzw. den Gefäßen abgeschnitten. Neben dem Gekröseansatz wird das gesamte der Leiche entnommene Darmrohr – ausgenommen die Valva iliocaecalis – mit einer Darmschere eröffnet und unter fließendem Wasser gereinigt. Zunächst werden im Dünndarm die Plicae circulares, im Dickdarm die Plicae semilunares besichtigt, am Übergang des Ileum in das Caecum die Valva iliocaecalis sowie im Dünndarm die Folliculi lymphatici solitarii et aggregati untersucht.

Im Dünndarm und im Dickdarm werden in je einem handbreiten Stück auf einige Zentimeter Länge die Schleimhaut, auf einem weiteren Abschnitt die Ringmuskulatur entfernt. Außerdem wird bei einem dritten Abschnitt die Längsmuskulatur von außen entfernt, um hier die Ringmuskulatur studieren zu können. Beim Dickdarm beachte man besonders das Verhalten der Längsmuskulatur, die im Bereich der Taenien (Taenia mesocolica, Taenia omentalis, Taenia libera) konzentriert ist.

Im Bereich der Valva iliocaecalis wird ebenfalls die Schleimhaut entfernt, um auch hier das Verhalten der Muskulatur studieren zu können.

Schließlich soll ein Abschnitt der Ileumschleimhaut mit einem Folliculus lymphaticus aggregatus, der immer antimesenterial gelegen ist, sorgfältig abpräpariert werden.

Herausnahme des Herzens, Reizleitungssystem, Plexus oesophageus, Ductus thoracicus

Zunächst wird das Herz an den großen Gefäßen (Aorta, V. cava superior et inferior) abgetrennt und dem Brustkorb entnommen. Nun wird vom Reizleitungssystem im rechten Vorhuf zwischen Septum atrioventriculare und der Einmündung des Sinus coronarius unter Entfernung des Endocardium der Nodus atrioventricularis (*Aschoff-Tawara*-Knoten) aufgesucht. Anschließend versucht man den rechten Schenkel des Fasciculus atrioventricularis im rechten Ventrikel darzustellen. Der linke, wesentlich größere Schenkel dieses Bündels kann leicht an der linken Fläche des Septum interventriculare zur Ansicht gebracht werden.

Am Restpräparat des Thorax kann der Plexus oesophageus als Fortsetzung der beiden Nn. vagi dargestellt werden. Anschließend werden der Oesophagus mobilisiert, die Rr. oesophageales aus der Pars thoracica aortae aufgesucht und die Aorta selbst freigelegt. Die Aa. intercostales posteriores der rechten Seite können jetzt ebenfalls als Äste der Aorta dargestellt werden. Die Aorta wird dann vom der Unterlage abgehoben, und etwa in Höhe des Arcus aortae wird etwas links vom der Medianen der Ductus thoracicus aufzusuchen sein. Dieser Lymphgang, der in Höhe des 4. Brustwirbels an die rechte Seite der Aorta gelangt, wird nach abwärts verfolgt.

Regio sternocleidomastoidea sinistra, I. Akt

Die V. jugularis externa wird verzogen, und der M. sternocleidomastoideus wird von der oberflächlichen Faszie befreit, wobei besonders auf seine beiden Ursprünge von Sternum und Clavicula zu achten ist. An diesen Ursprüngen wird anschließend der M. sternocleidomastoideus abgelöst und nach kranial geschlagen. Man achte dabei auf den durch diesen Muskel hindurch ziehenden R. externus des N. accessorius. Es folgt die Entfernung der Reste der Lamina praetrachealis fasciae cervicalis und die Freilegung der Unterzungenbenmuskulatur. Gleichzeitig ist auch die Ansa cervicalis profunda in ihrer Verzweigung darzustellen und, soweit möglich, sind die einzelnen Äste dieser Schlinge zu den Unterzungenbeinmuskeln zu verfolgen.

Zum Abschluss kann, um die weitere Präparation übersichtlicher zu gestalten, die Clavicula in der Articulatio sternoclavicularis exartikuliert werden. Man beachte den bei diesem Gelenk vorhandenen Discus articularis, der kranial an der Clavicula, kaudal am Sternum befestigt ist.

Darstellung des linken M. temporalis und Abtragen des linken Arcus zygomaticus

Es wird das oberflächliche Blatt der Fascia temporalis entfernt. Ebenso löst man das interfasciale Fettgewebe unter Beachtung der in dieses eintretenden Arterien heraus. Schließlich kann noch das tiefe Blatt der Fascia temporalis abgetragen und der M. temporalis bis zum Rand des Arcus zygomaticus dargestellt werden.

Mit einer Säge wird in weiterer Folge der Arcus zygomaticus unmittelbar vor dem Kiefergelenk und vor dem Ursprung des M. masseter durchtrennt und mit dem M. masseter zurückgeschlagen. Dabei beachte und stelle man die Vasa masseterica sowie den N. massetericus dar. Der Ansatz des M. temporalis am Processus coronoideus der Mandibula wird damit sichtbar.

Palma manus, II. Akt

An der ulnaren Seite beginnend, wird die Palmaraponeurose abgelöst und, am M. palmaris longus verbleibend, nach proximal umgeschlagen. Dabei müssen die senkrecht in die Tiefe verlaufenden Septen scharf durchtrennt werden. Damit werden der Arcus palmaris superficialis und die Verzweigungen des N. medianus und des N. ulnaris sichtbar. Das Retinaculum flexorum wird begrenzt, die Sehnenscheiden werden entfernt und die Ursprünge der Mm. lumbricales von den Sehnen des M. flexor digitorum profundus aufgesucht. An den Fingern wird das Verhalten der Sehnen des M. flexor digitorum superficialis und des M. flexor digitorum profundus zueinander untersucht. Man beachte die Vincula tendinum, die von den Sehnen des tiefen Fingerbeugers entspringen. Ebenso sind die Ansatzstellen der Sehnen des M. flexor digitorum profundus (= M. perforans), die durch die gespaltenen Sehnen des M. flexor digitorum superficialis (= M. perforatus) hindurch ziehen und an den Basen der Endphalangen ansetzen, zu untersuchen.

Soweit als möglich werden die Muskeln des Thenar und des Hypothenar präpariert. Zur Darstellung des tiefen Arterienbogens und des M. adductor pollicis wird nun das Retinaculum flexorum durchtrennt, und es werden die Sehnen der langen Fingerbeuger sowie der N. medianus aus dem Canalis carpi herausgehoben. Damit kann am distalen Rand des Caput transversum des M. adductor pollicis der Arcus palmaris profundus aufgesucht werden. Außerdem gelangen so die einköpfigen Mm. interossei palmares zur Ansicht.

Entnahme und Präparation der restlichen Oberbauchorgane

1. Entnahme und Präparation der Leber: Nach Durchtrennung der Gebilde des Leberstieles wird die Leber vom Zwerchfell unter Schonung desselben vorsichtig abgelöst. Die V. cava inferior kann über- und unterhalb des Sulcus v. cavae durchtrennt und dann die Leber aus ihrem Bett entnommen werden. Man achte darauf, dass die rechte Nebenniere nicht verletzt wird und durchtrenne die V. cava inferior unterhalb des Sulcus v. cavae so, dass die Einmündung der rechten Nebennierenvene in die V. cava inferior am Leichenpräparat verbleibt.

Die Gebilde des Leberstieles werden hilumwärts präpariert und zwar soweit, dass die Aufteilung der A. hepatica propria in den rechten und linken Ast, sowie der Zweig zur Vesica biliaris (fellea) dargestellt wird. Ebenso wird mit dem Ductus choledochus verfahren. Die V. portae dagegen soll nicht nur bis zu ihrem rechten und linken Hauptast dargestellt werden, sondern von diesen zwei Hauptästen sollen auch die Abgänge der (variablen) segmentalen Zweige freigelegt werden. Schließlich sollen das Lig. venosum und die Vv. hepaticae untersucht werden.

2. Entnahme der Milz: Der Milzstiel wird durchtrennt und die Milz entnommen. Soweit es notwendig ist, wird der Milzstiel noch gesäubert und ein Schnitt durch die Milz gelegt, um die Verzweigung der A. lienalis etwas in das Trabekelsystem hinein darzustellen.

3. Entnahme von Pankreas und Duodenum: Unter Schonung des für gewöhnlich dorsal vom Caput pancreatis verlaufenden Stammes der V. portae werden Pankreas und Duodenum der Leiche entnommen. Das Duodenum wird an seiner äußeren Zirkumferenz aufgeschnitten, die Papilla duodeni major im Bereich der Plica longitudinalis duodeni aufgesucht und sondiert. Man stelle fest, ob allenfalls eine Papilla duodeni minor vorhanden ist. Durch Entfernung der Schleimhaut in diesem Bereich gewinnt man einen Überblick über die Muskulatur. Dabei kann man den Verschlussmechanismus der Papilla duodeni major untersuchen und deren Blutversorgung durch Aste der Aa. pancreaticoduodenales superiores (anterior et posterior) et inferior darstellen.

Alle Organe werden aufbewahrt und gemeinsam mit dem gesamten Leichenpräparat abgegeben.

Präparation der Gehörorgane von oben

Die Präparation wird auf beiden Seiten symmetrisch ausgeführt!

Vor Beginn der eigentlichen Präparation wird es zweckmäßig sein, das Schädel-basispräparat in der Median-Sagittalen durchzusägen, um den Präparanten ein unbehindertes Arbeiten zu ermöglichen.

Zuerst wird, vom Margo superior partis petrosae o. temporalis (= Crista pyramidis) ausgehend, in der hinteren Schädelgrube die Dura mater lateral vom Meatus acusticus internus abgetragen. Dabei wird ein Teil der Dura an einem Knochenrand, der über der Apertura externa aquaeductus vestibuli gelegen ist, hängen bleiben. Dieser Anteil wird kreuzförmig eingeschnitten und damit der Saccus endolymphaticus eröffnet und dessen Größe demonstriert.

Jetzt beginnt man im Bereich der mittleren Schädelgrube die Dura mater voll-ständig zu entfernen und eröffnet mit Hammer und Meißel das Cavum tympani, das lateral vom Hiatus canalis n. petrosi majoris aufzufinden ist. Die Gehör-knöchelchen sowie die zwischen Hammer und Amboss verlaufende Chorda tympani werden freigelegt. Anschließend wird die Stellung des Trommelfelles besichtigt. Nach medial zu verfolgt man den am Hammer ansetzenden M. tensor tympani und eröffnet den Semicanalis m. tensoris tympani und anschließend den Semicanalis tubae auditivae.

Die Darstellung des Innenohres beginnt man im Bereich der Eminentia arcuata mit einem Hohlmeißel. Durch vorsichtiges Meißeln kann man den vorderen Bogengang vollständig zur Ansicht bringen und, in Fortsetzung vom Crus osseum commune aus, den hinteren Bogengang. In den meisten Fällen wird der laterale Bogengang erst sichtbar gemacht werden können, wenn die beiden anderen Bogengänge entfernt worden sind. Mit der Darstellung des lateralen Bogenganges wird auch das Vestibulum eröffnet und dort der Recessus cochlearis mit dem Hiatus semilunaris sowie die Fußplatte des Stapes besichtigt. Bevor nun die Cochlea dargestellt wird, meißelt man das Dach des inneren Gehörganges ab, besichtigt die Lage der Nerven. verfolgt den N. facialis (N. intermediofacialis) bis zum Ganglion geniculi und klappt diesen Nerven nach vorne um. Damit kann die Cochlea eröffnet werden, wobei besonders sorgfältig gearbeitet werden muss, um diese nicht vollständig zu zerstören. Man versucht die zweieinhalb Windungen wenigstens teilweise zu eröffnen und besichtigt die Lamina spiralis ossea. Zum Abschluss entfernt man im Meatus acusticus internus alle Nerven und besichtigt den Fundus dieses Gehörganges.

Retropleuralraum

Die Pleura parietalis (costalis) wird entfernt und paravertebral der Truncus sympathicus dargestellt. Die Nn. splanchnici (major und minor) sind aufzusuchen und einerseits bis zu den Grenzstrangganglien, aus denen sie entspringen (N. splanchnicus major vom 5. – 9. thorakalen Grenzstrangganglion, N. splanchnicus minor vom 10. – 12. thorakalen Grenzstrangganglion), andererseits bis zu ihren Durchtrittsstellen durch das Zwerchfell zu verfolgen.

Rechts wird die V. azygos bis zu ihrer Einmündung in die obere Hohlvene präpariert, und die einmündenden Vv. intercostales posteriores werden dargestellt. Links wird die V. hemiazygos soweit freigelegt, wie es ihre Lage zur Aorta ermöglicht, die bei dieser Präparation noch in situ verbleiben soll. Die V. hemiazygos accessoria und eine allfällige Verbindung zur V. brachiocephalica sind zur Ansicht zu bringen. Die in die V. hemiazygos einmündenden Vv. intercostales posteriores sind ebenso darzustellen wie die aus der Aorta entspringenden Aa. intercostales posteriores. Es ist zu untersuchen, wie viele Interkostalarterien aus der Aorta entspringen. Üblicherweise entlässt die Aorta die dritten bis elften paarigen Aa. intercostales posteriores, während die ersten und zweiten Arterien Äste der jeweiligen A. intercostalis suprema sind.

Auf beiden Seiten können die Nn. vagi aufgesucht und ihre Verzweigung in den Plexus oesophageus dargestellt werden. Dieses Geflecht setzt sich als Truncus vagalis anterior und Truncus vagalis posterior in den Abdominalraum fort.

Man soll bei dieser Präparation weder die Aorta noch den Oesophagus reinigen, um den hier verlaufenden (erst später darzustellenden) Ductus thoracicus nicht zu verletzen.

Präparation der Regio sternocleidomastoidea sinistra, II. Akt

Unter Schonung des M. omohyoideus, jedoch unter Ablösung des M. sternohyoideus und des M. sternothyroideus vom Sternum, werden die bereits im Trigonum caroticum dargestellten Gebilde weiter nach abwärts verfolgt. Es sind dies: die A. carotis communis, die V. jugularis interna bis zu ihrer Vereinigung mit der V. subclavia, der N. vagus (unter Schonung vorhandener Rr. cardiaci) und schließlich der Truncus sympathicus.

In weiterer Folge werden die Äste der A. subclavia soweit sie noch nicht dargestellt sind, aufgesucht. Achtung auf den Ductus thoracicus (s. u.)! Als erster Ast wird die A. vertebralis in ihrer Pars praevertebralis präpariert. Dorsal von ihr ist auf die V. vertebralis zu achten. Dabei ist es zweckmäßig, die Schulter nach abwärts zu drängen, um ein übersichtliches Präparationsfeld zu gewinnen. Nach abwärts entlässt die A. subclavia die A. thoracica interna und nach aufwärts den Truncus thyrocervicalis, die beide aufzusuchen sind. Die Äste des Truncus thyrocervicalis sind zu verfolgen, wobei im Bereich der A. thyroidea inferior auf die Ansa thyroidea des Truncus sympathicus zu achten ist. Jetzt kann medial neben der A. vertebralis das Ganglion cervicale inferius aufgesucht werden.

Der R. externus des N. laryngeus superior, der bereits im Trigonum caroticum aufgesucht wurde, kann nun vollständig zur Ansicht gebracht werden.

Schließlich werden die einzelnen Plexuswurzeln des Plexus brachialis und des Plexus cervicalis unter Schonung der Muskulatur dargestellt. Ebenso sind der N. phrenicus und u. U. vorhandene Nebenphrenici freizulegen.

Bei der Darstellung des Angulus venosus sinister ist auf den Ductus thoracicus zu achten. Dieser wird lateral von der A. carotis communis, dorsal vom N. vagus sichtbar. Er überkreuzt die A. und V. vertebralis und verläuft bogenförmig hinter der V. jugularis interna zum Angulus venosus sinister. Unmittelbar vor seiner Einmündung findet sich ein Lymphknoten, der unter pathologischen Bedingungen vergrößert sein kann (*Virchow*sche Drüse). Der Ductus thoracicus kann entweder in einem Strang oder deltaförmig den Venenwinkel erreichen. Die Lymphgefäße des Halses und Armes münden entweder mit ihm oder getrennt von ihm ein.

Leiche wenden!

Präparation der Fossa infratemporalis sinistra

Nach Durchsägung des Processus coronoideus mandibulae an seiner Basis, wird dieser mit dem M. temporalis nach aufwärts geschlagen. Die Nn. temporales profundi sowie die Vasa temporalia profunda werden dargestellt.

Zunächst wird die meist oberflächlich verlaufende A. maxillaris mit ihren Ästen präpariert (zur Erleichterung der Präparation empfiehlt es sich, zwischen die beiden Zahnreihen einen Stoppel [Korken] einzuschieben und damit das Präparationsfeld zu erweitern). Die beiden Köpfe des M. pterygoideus lateralis werden freigelegt, und zwischen diesen wird der N. buccalis präpariert. Kaudal vom M. pterygoideus lateralis werden der N. lingualis und der N. alveolaris inferior aufgesucht. Jetzt können der M. pterygoideus lateralis entfernt und die vorher bereits dargestellten Nerven bis zum N. mandibularis zurückverfolgt werden. Hier stellt man auch den zweiwurzeligen Ursprung des N. auriculo-temporalis und die zwischen den beiden Wurzeln verlaufende A. meningea media dar. Eine als häufige Varietät vorhandene A. meningea accessoria wird ebenfalls freipräpariert. Die in den N. lingualis sich einsenkende Chorda tympani wird aufgesucht und soweit als möglich schädelbasiswärts präpariert.

Anschließend wird der M. pterygoideus medialis entfernt, die Chorda tympani weiter dargestellt und die A. tympanica anterior freigelegt. Außerdem kann jetzt der M. tensor veli palatini und hinter diesem der M. levator veli palatini präpariert werden. Weiters werden der M. constrictor pharyngis superior und die A. palatina ascendens zur Ansicht gebracht.

Schließlich wird die A. maxillaris bis in die Fossa pterygopalatina hinein verfolgt. Verlaufsvarietäten der A. maxillaris sind zu beachten!

Leiche wenden!

Dorsum manus und Foveola radialis sowie Finger von dorsal

Hautschnitte: An der Handwurzel wird ein transversaler Hautschnitt angelegt. Ein zweiter Transversalschnitt wird an der Wurzel der Finger angelegt. Beide Transversalschnitte werden am ulnaren Rand des Dorsum manus miteinander verbunden und die Haut wird nach radial zu abpräpariert.

Zunächst werden die subkutanen Venen aufgesucht, und zwar beginnt man bei der sich am Ringfinger bildenden V. cephalica accessoria. Anschließend werden die V. cephalica, der Ramus superficialis n. radialis und der Ramus dorsalis n. ulnaris proximalwärts dargestellt. Nun kann die Faszie entfernt und das Retinaculum extensorum an seinem distalen Rand scharf begrenzt werden. Die Sehnenscheiden eröffnet und sondiert man, um sie dann zu entfernen und die Extensorensehnen freizulegen. Dabei achte man auf den Ramus carpeus dorsalis der A. radialis sowie die von ihm entspringenden Aa. metacarpeae dorsales.

Man bringt jetzt den Arm in Mittelstellung, um die Foveola radialis besser darstellen zu können. Zunächst werden die Begrenzungen, und zwar die Sehne des M. extensor pollicis longus, außerdem die Sehnen des M. extensor pollicis brevis und des M. abductor pollicis longus von anhaftenden Resten der Sehnenscheiden befreit. Anschließend wird die A. radialis mit ihrem R. carpeus dorsalis präpariert und schließlich werden die den Boden der Foveola bildenden, durch das zweite Sehnenfach ziehenden Mm. extensores carpi radiales longus et brevis freigelegt.

In weiterer Folge werden auf dem Dorsum (bei wieder in Pronationsstellung gebrachtem Arm) die zwischen den einzelnen Sehnen befindlichen Verbindungen (Connexus intertendineus) durchschnitten und die zarte tiefe Faszie entfernt. Damit können die Mm. interossei dorsales dargestellt werden. Um deren Einstrahlung in die Dorsalaponeurose sichtbar zu machen, wird nun die Haut über den Fingern vollständig entfernt und das Verhalten der Sehnen studiert.

Leiche wenden!

Magenentnahme und Präparation der Magenschichten

Die Präparanten arbeiten gemeinsam!

Knapp oberhalb der Ostium cardiacum wird der Oesophagus unter Schonung jener Fasern des Truncus vagalis anterior, die zum Ganglion coeliacum ziehen, durchtrennt und der Magen entnommen. Nach Unterbindung des abdominalen Oesophagusrestes, der am Magen verblieben ist und teilweiser Unterbindung im Bereich der Ampulla (Bulbus) duodeni, wird der Magen mit Luft gefüllt. Unter Entfernung des Peritoneum im Bereich der Pars cardiaca und der Pars pylorica kann an diesen Stellen die äußerste Schichte der Muskulatur, das Stratum longitudinale, dargestellt und studiert werden. Anschließend wird der Magen entlang der Curvatura major eröffnet, die Schleimhaut zunächst besichtigt und diese dann nahe der Curvatura minor entfernt. Dabei sollen die inneren Muskelfasern, die Fibrae obliquae, die durch die Incisura cardiaca verlaufen, dargestellt werden. Neben und zwischen diesen Fibrae obliquae sieht man die mittlere Muskelschichte, das Stratum circulare.

Leiche wenden!

Praktischer Hinweis: Vor Beginn der Präparation soll nach Möglichkeit eine Sub-okzipitalpunktion geübt werden. Diese wird in der Medianen zwischen Atlas und Os occipitale bei nach vorne gebeugtem Kopf durchgeführt. Das Auftreffen auf die Dura mater spinalis ist an dem plötzlich fester werdenden Widerstand deutlich zu spüren. Unmittelbar darauf dringt man mit der Nadel in die Cisterna cerebellomedullaris ein, aus der (soweit es an der Leiche möglich ist) Liquor ent-nommen werden kann.

Regio nuchalis und Regio occipitalis dextra et sinistra

Hautschnitte:

1. Vom Vertex in der Medianen bis zum dritten Brustwirbeldornfortsatz.
2. Vom Processus spinosus des dritten Brustwirbels jederseits entlang der Spina scapulae bis zum Acromion.

Die folgenden Präparationen werden in gleicher Weise rechts wie links ausge-führt.

Bei nach vorne geneigtem Kopf wird die Haut von der Medianen aus nach lateral präpariert. Zunächst wird etwa in Höhe des oberen Ansatzes der Ohrmuschel am Kopf, drei Querfinger von der Medianlinie entfernt, jene Stelle aufgesucht, bei der der N. occipitalis major und die A. und V. occipitalis subkutan werden. Die Verzweigung dieser Gebilde wird zur Ansicht gebracht, dabei werden auch vor-handene Nodi lymphatici occipitales und der Venter occipitalis des M. occipito-frontalis dargestellt. Fehlt eine V. occipitalis bzw. ist sie besonders schwach ausgebildet, ist in der Medianen die V. azygos nuchae aufzusuchen. An-schließend reinigt man den Sehnenbogen zwischen M. sternocleidomastoideus und M. trapezius, oberhalb dem der N. occipitalis major und die Vasa occipitalia subkutan werden. Es muss berücksichtigt werden, dass das subkutane Gewebe in diesem Bereich sehr derb ist.

Daraufhin werden paramedian die subkutan werdenden Zweige der Rami dorsales der Spinalnerven, insbesondere der N. occipitalis tertius, aufgesucht und der M. trapezius von seiner Faszie befreit. Gemeinsam mit den Brust-präparanten wird der M. trapezius einen Querfinger neben den Dornfortsätzen durchtrennt (Achtung auf die darunter liegende Muskulatur!!) und nach lateral umgeschlagen. Säuberung dieser Muskulatur und des in den Trapezius ein-tretenden R. externus des N. accessorius. Dann werden die Vasa cervicalia superficialia gereinigt und am Oberrand des M. rhomboideus minor der N. dorsalis scapulae und die A. dorsalis scapulae aufgesucht. Letztere kann manchmal als Ramus profundus aus der A. transversa cervicis entspringen. In diesem Fall ist die A. cervicalis superficialis der Ramus superficialis der A. transversa cervicis.

Praktischer Hinweis: Vor Beginn der Präparation soll übungsweise eine Lumbalpunktion durchgeführt werden. Dazu wird in der Medianlinie unterhalb des zweiten Lumbalwirbels eingestochen. Dabei soll der Körper der Leiche möglichst nach vorne gebeugt sein (dies geschieht am besten durch Unterlegen eines Holz- oder Plastikkeiles). Man achte auf den durch die Dura mater spinalis hervorgerufenen deutlich spürbaren Widerstand. Nach Überwindung dieses Widerstandes befindet sich die Nadel in der Cisterna lumbosacralis, und Liquor kann entnommen werden. – Zur Punktion verwende man eine Punktionsnadel und zum Absaugen eine Spritze.

Regio thoracica posterior

Hautschnitte:

1.   Entlang der Dornfortsätze der Brustwirbel nach abwärts.

2.   Vom 12. Brustwirbeldornfortsatz entlang der 12. Rippe in die seitliche Thoraxgegend.

Die Haut wird nach lateral präpariert und anschließend das subkutane Gewebe unter Schonung der die Muskeln bedeckenden Faszie entfernt. Dabei sind paramedian neben der Wirbelsäule die Hautäste der Rami dorsales der Spinalnerven in den einzelnen Segmenten aufzusuchen. Anschließend kann die Faszie entfernt und der M. trapezius sowie seitlich der M. deltoideus dargestellt werden. Der M. trapezius wird dann unter Schonung der Mm. rhomboidei paramedian von der Wirbelsäule abgetragen und nach lateral geschlagen. Damit kann der R. externus des N. accessorius vollständig zur Ansicht gebracht werden.

Praktischer Hinweis: Vor Beginn der Präparationen am Dorsum führe man eine „Intraglutaealinjektion" durch. Dazu verwende man eine Injektionsnadel für intramuskuläre Injektionen und eine Spritze, die mit etwa 5 cm³ farbiger Tuschelösung gefüllt ist. Im nächsten Präparationsakt (Regio glutaealis) kann man dann kontrollieren, inwieweit die „Injektion" richtig durchgeführt wurde.

Regio lumbalis posterior

Hautschnitte: In Verlängerung des Medianschnittes der Brustpräparanten wird dieser bis zur Steißbeinspitze geführt. Von dieser wird jederseits ein weiter Schnitt zur Spina iliaca posterior superior und weiter entlang der Crista iliaca bis zur Spina iliaca anterior superior geführt.

Die Haut wird, in der Medianen beginnend, nach lateral zu abpräpariert und die Hautäste der Rr. dorsales der Spinalnerven werden, soweit vorhanden, aufgesucht. Das subkutane Gewebe wird entfernt und die Fascia thoracolumbalis freigelegt, sowie der M. latissimus dorsi vollständig in diesem Bereich zur Ansicht gebracht.

Regio glutaealis

Hautschnitte: Von der Steißbeinspitze wird entlang der Analfurche ein Schnitt bis zu der Gesäßfurche, dem Sulcus glutaealis, geführt. Ein anschließender Schnitt überquert den Oberschenkel eine Handbreit distal der Gesäßfurche.

Die Haut wird von medial nach lateral umgeschlagen. Anschließend kann man das subkutane Fettgewebe – ohne die darunter liegende Aponeurose und Faszie(!) – en bloc ebenfalls nach lateral abpräparieren. Auf der Aponeurosis und Fascia glutaea werden die Hautnerven dieser Region aufgesucht, und zwar am oberen Rand die (2-3) Nn. clunium superiores, am medialen Rand die (2-3) Nn. clunium medii und am unteren Rand der Region die (2) Nn. clunium inferiores. Sind diese Nerven dargestellt, kann die Fascia glutaea entfernt werden.

Jetzt kann am Unterrand des M. glutaeus maximus der N. cutaneus femoris posterior aufgesucht und in der Tiefe der N. ischiadicus dargestellt werden. Medial davon werden der M. adductor magnus, M. biceps (Caput longum), M. semitendinosus und der M. semimembranosus an ihrem Ursprung vom Tuber ischiadicum freigelegt.

Nach Entfernung der über dem M. glutaeus medius befindlichen Fascia glutaealis und Begrenzung des Oberrandes des M. glutaeus maximus wird dieser unterminiert und trochanternahe(!) .senkrecht zu seiner Faserrichtung durchtrennt. Die darunter liegenden Gebilde (M. obturator int., Mm. gemelli, M. piriformis, Lig. sacrotuberale, Lig. sacrospinale) werden freigelegt. Die Foramina supra- et infrapiriforme sowie das Foramen ischiadicum minus werden begrenzt und die durch sie hindurchtretenden Gebilde (Foramen suprapiriforme, A., V. und N. glutealis superior, Foramen infrapiriforme, N. cutaneus femoris posterior, N. ischiadicus, A., V. und N. glutealis inferior, A. und V. pudenda interna, N. pudendus) dargestellt. Man achte auf Varietäten hinsichtlich des Verlaufes des N. ischiadicus. Anschließend wird der M. glutaeus medius quer durchtrennt und der M. glutaeus minimus sichtbar gemacht. Gleichzeitig können damit der N. glutaeus superior und die Vasa glutaea superiora präpariert werden.

Am distalen Ende der Region wird der M. quadratus femoris quer durchtrennt, um die Sehne des M. obturator externus sichtbar zu machen. Um diese Präparation durchführen zu können, bringe man das Bein in eine nach innen rotierte Stellung.

Trigonum a. vertebralis dextrum et sinistrum

Die Präparation wird rechts wie links symmetrisch ausgeführt!

Der M. splenius capitis wird von den Dornfortsätzen abgelöst und nach aufwärts geschlagen. Dabei achte man darauf, keinen anderen Muskel zu verletzen. Nun kann der M. longissimus capitis gereinigt und anschließend von den Processus transversi abgelöst und nach aufwärts geschlagen werden. Damit kann die A. occipitalis bis zum Sulcus a. occipitalis an der Pars petrosa o. temporalis präpariert und das Foramen mastoideum (Emissarium mastoideum) besichtigt werden. Unter Schonung der dorsalen Halsnerven wird jetzt der M. semispinalis capitis an seinem Ansatz am Os occipitale abgelöst und nach abwärts geschlagen. Dabei wird es notwendig sein, diesen Muskel der Länge nach zu spalten, um den N. occipitalis major und den N. occipitalis tertius unversehrt zu erhalten.

Damit ist es möglich, die Verzweigung des N. suboccipitalis und das Trigonum a. vertebralis mit seinen Begrenzungen (M. rectus capitis major, M. obliquus capitis superior, M. obliquus capitis inferior) darzustellen. Diese Muskeln sowie der medial liegende M. rectus capitis minor werden von ihrer Faszie befreit und anschließend innerhalb des Trigonum die Pars atlantica der A. vertebralis aufgesucht. Man beachte dabei, dass erstens diese Arterie hier einen Muskelast und meningeale Äste abgibt und dass sie zweitens von einem Venenplexus umgeben ist. Die Arterie kann erst sichtbar gemacht werden, wenn dieses Venengeflecht entfernt und der Arcus posterior atlantis dargestellt wurde. Zwischen dieser Arterie und dem Atlas findet sich der Stamm des N. suboccipitalis. In seltenen Fällen ist der Sulcus a. vertebralis atlantis zu einem Canalis a. vertebralis umgebildet, und nur in diesen Fällen kann die Arterie nicht dargestellt werden.

Zum Abschluss wird der N. occipitalis major bis zum Stamm des zweiten Spiralnerven verfolgt und das Ganglion spinale dieses Nerven zur Ansicht gebracht.

Foramina axillaria und weitere Präparation der aufgelagerten Muskulatur

Unter Entfernung des Fettgewebes wird zunächst das Foramen axillare laterale begrenzt (Humerus, M. teres minor, Caput longum m. tricipitis, M. teres major) und die durch dieses Foramen durchtretenden Gebilde, nämlich der N. axillaris und die A. circumflexa humeri posterior werden aufgesucht. Als Zweig des N. axillaris wird der R. cutaneus brachii lateralis superior dargestellt. Außerdem ist noch der Ast des N. axillaris zum M. deltoideus und als weiterer Ast jener zum M. teres minor freizulegen. Anschließend wird die mediale, dreieckige Achsellücke begrenzt, und die Vasa circumflexa scapulae werden präpariert. Unter Durchtrennung des M. infraspinatus kann dann die Anastomose zwischen A. circumflexa scapulae und A. suprascapularis aufgesucht werden.

Unmittelbar neben der Wirbelsäule werden in weiterer Folge die Mm. rhomboidei durchtrennt, wobei darauf geachtet werden muss, dass der darunter liegende M. serratus posterior superior nicht verletzt wird. Die Mm. rhomboidei werden nach lateral geschlagen, und an ihrer Innenfläche wird der N. dorsalis scapulae zur Ansicht gebracht. Damit kann jetzt die Scapula soweit mobilisiert werden, dass auch der Ansatz des M. serratus anterior am Angulus inferior und am Margo medialis sichtbar wird.

Eröffnung des Wirbelkanales und Darstellung der Spinal-
ganglien im Halsbereich

Die Präparanten arbeiten gemeinsam!

Die autochtone Rückenmuskulatur wird von den Procc. spinosi beginnend nach lateral abgetragen und entfernt. Dabei ist auf die Rr. dorsales der Spinalnerven zu achten, die auf Höhe der Procc. articulares zu finden sind.

Nachdem die Wirbelbögen vollständig freigelegt wurden, können diese jetzt vom Atlas bis zum siebenten Halswirbel entweder mit einer Säge oder aber mit Meißel und Hammer entfernt werden. Man achte jedoch darauf, dass die Dura mater und die Spinalnerven nicht verletzt werden. Das lockere epidurale Fettgewebe in der Cavitas epiduralis sowie der Plexus venosus vertebralis internus werden entfernt. Unter vorsichtiger Abmeißelung der Gelenksfortsätze werden die Spinalganglien dargestellt.

Durch einen Querschnitt unterhalb des Foramen magnum und einem Längs-schnitt in der Medianen wird der Durasack eröffnet, wobei darauf zu achten ist, dass die Arachnoidea nicht verletzt wird. Man besichtige die Lage und Ausdehnung der Cisterna cerebellomedullaris, durchtrenne anschließend die Arachnoidea und eröffne so die Cavitas subarachnoidealis und untersuche die Ligg. denticulata und die Apertura mediana des vierten Ventrikels.

Eröffnung des Wirbelkanales und Darstellung der Spinal- ganglien im Brustbereich

Die Präparanten arbeiten gemeinsam!

Die autochtone Rückenmuskulatur wird von den Procc. spinosi beginnend nach lateral abgetragen und entfernt. Dabei ist auf die Rr. dorsales der Spinalnerven zu achten, die auf Höhe der Procc. articulares zu finden sind.

Die von Muskulatur befreiten Wirbelbögen werden entweder mit einer Säge oder aber mit Meißel und Hammer entfernt. Dabei soll die Dura mater nicht verletzt werden. Jederseits werden einige Spinalganglien durch sorgfältiges Abmeißeln freigelegt. und es wird untersucht, wie sich die beiden Wurzeln eines Spinalnervs in ihrem extraduralen Abschnitt verhalten.

In Verlängerung des Schnittes der Kopf-Halspräparanten wird auch im Brust- bereich der Durasack eröffnet, die Arachnoidea zunächst geschont und erst an- schließend eröffnet. Hier werden jetzt die Fila radicularia der vorderen und hinteren Wurzel eines Spinalnerven studiert und die Ligg. denticulata beachtet.

Eröffnung des Wirbelkanales und Darstellung der Spinalganglien im Lendenbereich

Die Präparanten arbeiten gemeinsam!

Die autochtone Rückenmuskulatur wird von den Procc. spinosi beginnend nach lateral abgetragen und entfernt. Dabei ist auf die Rr. dorsales der Spinalnerven zu achten, die auf Höhe der Procc. articulares zu finden sind.

Nachdem die Muskulatur von den Wirbelbögen und dem dorsalen Bereich des Os sacrum entfernt wurde, können mit Hammer und Meißel oder mit einer Säge diese Knochenanteile bis zum Hiatus canalis sacralis entfernt werden. Dabei ist darauf zu achten, dass weder der Durasack noch die Wurzeln und die innerhalb des Kanals liegenden Spinalganglien verletzt werden. Man entfernt das epidurale Fettgewebe sowie den Plexus venosus vertebralis internus und stellt das Filum terminale durae matris mit seinem Ansatz am Knochen im Bereich des Hiatus canalis sacralis dar. Im Lendenbereich werden ebenfalls einige Spinalganglien durch weiteres vorsichtiges Abmeißeln sichtbar gemacht.

Anschließend wird der Durasack, der bis zum zweiten Sakralwirbel reicht, eröffnet. Des weiteren wird die Arachnoidea in einem eigenen Vorgang durchschnitten und die Cavitas subarachnoidealis eröffnet. Man untersuche die Cisterna lumbosacralis und die Cauda equina und stelle die Lage der Intumescentia lumbosacralis fest. Das Filum terminale medullae spinalis, das die Fortsetzung des in der Höhe zwischen 1. und 2. Lumbalwirbels endenden Rückenmarkes ist, wird ebenfalls aufgesucht. Dieses innere Filum terminale wird bis zum Ende des Durasackes, bis zum 2. Sakralwirbel, verfolgt. Man untersucht außerdem die Fila radicularia und deren Durchtritt durch die Dura mater.

Eröffnung der Foramina transversaria dextrum et sinistrum

Diese Präparation wird rechts wie links symmetrisch durchgeführt!

Durch vorsichtiges Abmeißeln der Tubercula posteriora der Querfortsätze werden beiderseits die Foramina transversaria vom 1.–7. Halswirbel eröffnet. Man beachte dabei, dass die A. vertebralis (Pars transversaria) erst beim sechsten Wirbel eintritt, während die Vene bis zum siebenten Halswirbel absteigt.

Die Präparation muss besonders sorgfältig durchgeführt werden, um die ventralen Äste der Spinalnerven, die ab dem 2. Halswirbel dorsal von der Arterie verlaufen, nicht zu verletzen.

Regio brachialis posterior

Die noch am Oberarm anhaftende Haut wird vollständig abgelöst und entfernt. Der M. triceps brachii und der N. cutaneus brachii posterior werden dargestellt. Erst dann wird der laterale Kopf des M. triceps etwa in halber Höhe des Oberarmes quer durchtrennt. Jetzt können die A. profunda brachii und der N. radialis im Sulcus n. radialis aufgesucht und der Abgang des vom N. radialis entspringenden N. cutaneus brachii posterior dargestellt werden. Außerdem sind die Zweige der A. profunda brachii aufzusuchen, und zwar die A. collateralis radialis, ein R. deltoideus (der fehlen kann) und die A. collateralis media als Endast.

Regio femoralis posterior

Hautschnitte:

1.   Ein Längsschnitt in der Mitte bis knapp oberhalb der Fossa poplitea.

2.   Ein Querschnitt am Ende des ersten Schnittes nach medial und lateral.

Die Haut wird türflügelartig abpräpariert und die darunter liegende Faszie dargestellt. Die Äste des N. cutaneus femoris posterior werden im distalen Bereich aufgesucht und proximalwärts unter Schlitzen der Faszie verfolgt, so dass der gesamte Nerv sichtbar wird. Anschließend wird die Faszie unter Erhaltung des Tractus iliotibialis entfernt und die Muskulatur zur Ansicht gebracht. Dabei wird zunächst das Caput longum m. bicipitis freigelegt und anschließend das vom Femur entspringende Caput breve aufgesucht. Der N. ischiadicus wird dargestellt. Auf die sehr variable Höhe seiner Aufteilung in die Nn. tibialis und fibularis ist zu achten. Am medialen Rand werden der M. adductor magnus, der M. semitendinosus und der M. semimembranosus vom anhaftenden Bindegewebe befreit, während am lateralen Rand der Tractus iliotibialis zur Ansicht gebracht wird.

Rückenmarksentfernung und Darstellung des Lig. longitudinale posterius im Halsbereich

Die Präparanten arbeiten gemeinsam!

Zunächst durchtrenne man auf einer Seite die Fila radicularia der Radices dorsales und untersuche die Radices spinales des N. accessorius. Anschließend werden beiderseits alle Wurzeln und die Ligamenta denticulata durchtrennt, das Rückenmark an seinem Beginn unterhalb des Foramen magnum quer durchtrennt und in toto aus dem Wirbelkanal entnommen. In den verschiedenen Abschnitten werden Querschnitte durch das Rückenmark gelegt, um die unterschiedliche Ausdehnung der grauen Substanz im Hals-, Brust- und Lendenabschnitt zu studieren.

Innerhalb des Wirbelkanales wird das Lig. longitudinale posterius dargestellt, seine Form und seine Befestigung an den Zwischenwirbelscheiben studiert.

Leiche wenden!

Rückenmarksentfernung im Brustbereich

Die Präparanten arbeiten gemeinsam!

In Zusammenarbeit mit den übrigen Präparanten an den anderen Abschnitten des Körpers wird das Rückenmark in toto aus dem Wirbelkanal entnommen. Dazu werden zunächst die Fila radicularia der Radices dorsales, dann das Lig. denticulatum beiderseits und die Fila radicularia der Radices ventrales durchtrennt. Das Rückenmark wird in verschiedene Querschnitte zerlegt und die Ausdehnung der grauen Substanz studiert.

Innerhalb des Durasackes werden die Durchtrittsstellen der Radices untersucht und das Duraseptum zwischen vorderer und hinterer Wurzel dabei beachtet. Anschließend wird der Durasack in toto unter Durchtrennung der Wurzeln außerhalb des Durasackes entfernt. Damit kann das Lig. longitudinale posterius dargestellt und begrenzt und seine Fixierung an den Zwischenwirbelscheiben gesehen werden.

Leiche wenden!

Rückenmarksentfernung im Lendenbereich

Die Präparanten arbeiten gemeinsam!

Das Rückenmark wird in toto entnommen. Dazu werden die Fila radicularia der hinteren und vorderen Wurzel der einzelnen Spinalnerven durchtrennt. Ein Lig. denticulatum wird in diesem Abschnitt nicht mehr aufzufinden sein, da es mit dem Ende des Rückenmarkes ebenfalls sein Ende findet. Anschließend wird das Rückenmark in verschiedene Querschnitte zerlegt und die Ausdehnung der grauen Substanz studiert.

Weiters besichtigt man die Durchtrittsstellen der Fila radicularia durch den Durasack und stellt fest, dass vordere und hintere Wurzel außerhalb dieses Sackes getrennt von Durafortsätzen überkleidet sind und entfernt schließlich den gesamten Durasack.

Zum Abschluss wird das Lig. longitudinale posterius dargestellt.

Leiche wenden!

Praktischer Hinweis: Vor Beginn der Präparation soll der vordere und hintere Ast der A. meningea media unter Benützung des Schemas nach Krönlein einzeichnet werden.

Dabei wird parallel zur Deutschen Horizontalen durch den Margo supraorbitalis eine Linie gezogen, darauf eine Senkrechte durch die Mitte des Arcus zygomaticus und eine weitere Senkrechte durch den Hinterrand des Processus mastoideus. Die Schnittpunkte dieser Senkrechten mit der durch den Margo supraorbitalis gelegten Linie ergeben die Aufsuchungsstellen, welche die Zentren für eine Trepanation bilden.

Eröffnung des Schädels und Darstellung der Hirnhäute

Die Präparanten arbeiten gemeinsam!

Das Schädeldach wird von allen anhaftenden Muskel- und Faszienresten befreit. Mit Hammer und Meißel versucht man zunächst vorsichtig die Lamina externa im Bereiche der Glabella zu entfernen und die beiden Sinus frontales darzustellen, deren Größe sehr variabel sein kann.

Entweder mit einer Säge oder mit Hammer und Meißel wird parallel zur Frankfurter Horizontalen etwas oberhalb des Margo supraorbitalis die Calvaria ohne Verletzung der Dura mater abgetragen. Die äußere periostale Fläche der Dura mater wird besichtigt, die Verzweigungen der A. meningea media beiderseits studiert. Man betrachte auch die Innenfläche der Calvaria, um den Verlauf der Sulci arteriosi und des Sulcus sinus sagittalis superioris zu studieren und allfällig vorhandene Foveolae granulares zu sehen. In der Medianen wird der Sinus sagittalis superior eröffnet und mittels einer Schere soweit sichtbar gemacht, dass die Einmündungen der Lacunae laterales und die Einmündung von Hirnvenen gesehen werden können. Die Lacunae laterales werden unter Entfernung der Dura mater vom Sinus aus eröffnet und die Granulationes arachnoideales besichtigt.

Entlang des Knochenschnittrandes wird anschließend seitlich die Dura abgeschnitten und nach medial umgelegt. Dabei ist darauf zu achten, dass die dem Gehirn anliegende Arachnoidea nicht verletzt wird. Die innere, meningeale Fläche der Dura erscheint glatt, seidig glänzend, und man untersuche, an welchen Stellen Hirnvenen in die Lacunae laterales, und an welchen Stellen sie direkt in den Sinus sagittalis superior einmünden. Anschließend wird die Dura vorne an ihrer Anheftung an der Crista galli mit einem Scherenschlag abgetrennt und nach rückwärts geklappt. Dabei sind die einmündenden Hirnvenen an der Dura abzutrennen. Durch dieses Zurückklappen wird die Falx cerebri sichtbar, in deren freiem Rand der Sinus sagittalis inferior verläuft.

Man versucht einige Hirngefäße unter Zerstörung der Arachnoidea freizulegen und beachtet dabei, dass die Venen oberflächlich, die Arterien teilweise in der Tiefe der Hirnfurchen verlaufen. Insbesondere soll die größte Vene der Konvexität, die V. anastomotica superior (magna) dargestellt werden. Abschließend wird die Arachnoidea samt den Gefäßen vollständig entfernt.

Regio antebrachialis posterior

Die Haut wird vollständig entfernt, und ohne Verletzung der Fascia antebrachii werden der N. cutaneus antebrachii posterior mit seinen Zweigen sowie die V. cephalica aufgesucht und verfolgt. Mit der V. cephalica werden auch die übrigen subkutanen Venen freigelegt. Erst nach Darstellung dieser Gebilde wird die Faszie entfernt und die oberflächliche Schichte der Extensoren präpariert.

Der zur radialen Muskelgruppe gehörende M. extensor carpi radialis brevis wird von dem zur oberflächlichen (ulnaren) Schichte der Muskelgruppe gehörenden M. extensor digitorum scharf bis zu seinem Ursprung am Epicondylus lateralis abgetrennt. Beide Muskeln werden auseinandergedrängt und damit proximal der M. supinator, distal, von radial nach ulnar, der M. abductor pollicis longus, der M. extensor pollicis brevis, der M. extensor pollicis longus und der M. extensor indicis zur Ansicht gebracht. Es folgt die Darstellung der Rr. interossei dorsales des N. interosseus posterior, die teils den M. supinator durchbohren, teils an seinem distalen Rand sichtbar werden. Zwischen dem M. extensor pollicis brevis und dem M. extensor pollicis longus wird der dorsale Endast der A. interossea anterior aufgesucht und so weit als möglich die Membrana interossea freigelegt.

Zum Abschluss wird im Bereich des Ellbogens der M. anconaeus dargestellt.

Retroperitonaealraum, Diaphragma, I. Akt

Man beginnt mit der Darstellung der Gebilde im praevertebralen Bereich. Die Aorta wird unter Schonung der praevertebralen Ganglien und Nervengeflechte von ihrem Durchtritt durch das Zwerchfell bis zur Abgabe der beiden Aa. iliacae communes freigelegt. Es sind aufzusuchen: die Aa. phrenicae inferiores, die A. suprarenalis media, der Truncus coeliacus (unter Schonung des Ganglion coeliacum), die A. mesenterica superior, die A. mesenterica inferior sowie die Aa. renales und Aa. testiculares sive ovaricae. Im Bereich des unteren Aorten-abschnittes achte man auf den Plexus aorticus abdominalis und auf dessen sympathische Wurzeln aus dem lumbalen Grenzstrang, die Nn. splanchnici lumbales (meist vier). Am Ursprung der A. mesenterica inferior wird das Ganglion mesentericum inferius aufgesucht.

Unterhalb des Ursprunges der rechten Nierenarterie aus der Aorta findet sich etwa in Höhe des zweiten Lendenwirbels die Cisterna chyli, die aus allen intestinalen Lymphbahnen gebildet wird und in die die Lymphbahnen der unteren Körperhälfte einmünden. Sie stellt den Anfang des Ductus thoracicus dar. Lymphknoten in diesem Bereich sollen zunächst erhalten bleiben.

Hierauf wird die V. cava inferior mit allen in sie einmündenden Venen darge-stellt. Dabei ist zu beachten, dass die rechte V. testicularis sive ovarica direkt, die linke V. testicularis sive ovarica über die linke Nierenvene indirekt die V. cava inferior erreicht. Ebenso verhalten sich die Vv. suprarenales.

Anschließend beginnt man mit der Freilegung der paravertebralen Bereiche mit den Nieren. Die Fettkapseln werden beiderseits entfernt, und symmetrisch wird auf beiden Seiten die weitere Präparation durchgeführt. Man stellt zuerst das Nierenhilum dar, reinigt A. und V. renalis und den am weitesten dorsal liegenden Ureter, so weit dies möglich ist. Man beachte die aus der A. renalis stammenden Rr. ureterici. Eventuelle (häufige) Besonderheiten bei den Nieren-gefäßen sind festzustellen. Der Ureter wird nach kaudal verfolgt und unter Schonung der ihn überkreuzenden Vasa testiculares sive ovarica dargestellt.

Nach Freilegung der Nebennieren werden diese mit den Nieren nach medial ge-schlagen. Damit kann dann die Faszie vom Zwerchfell entfernt und die Pars lumbalis dargestellt werden.

Sectio cerebri in situ

Die Präparanten arbeiten gemeinsam!

Zunächst werden die Windungen und Furchen der sichtbaren Hirnoberfläche studiert und die Lage der großen Windungen festgestellt.

Man schneidet mit einem Hirnmesser, in der Fissura longitudinalis cerebri beginnend, nach außen leicht abfallend einen Teil der Hemisphären ab. Nun kann versucht werden, mit dem Skalpell beiderseits die Seitenventrikel zu eröffnen, wobei zur Darstellung des Cornu temporale, meist zusätzlich noch größere Anteile von Hirnmaterial entfernt werden müssen. Man achte dabei auf die Insula cerebri. Nach vollständiger Freilegung der Seitenventrikel kann der Verlauf des Plexus choroideus untersucht werden. Anschließend soll das Corpus callosum, nachdem es von anhaftenden Rindenresten befreit wurde, oberhalb des Genu corporis callosi durchschnitten und abgetragen werden, um so den Fornix (das Corpus und die Crura fornicis) darstellen zu können. Es folgt die vorsichtige Abtragung des Fornix, beginnend vor dem Foramen interventriculare, mit einem Querschnitt und scharfer Ablösung des in situ verbleibenden Plexus choroideus. Damit kann die gesamte zusammenhängende Aderhaut der beiden Seitenventrikel sowie des dritten Ventrikels sichtbar gemacht werden. Im Dach des dritten Ventrikels werden die Vv. cerebri internae dargestellt und ihre Einmündung in die V. cerebri magna aufgesucht. Mit der Entfernung der gesamten Tela choroidea (wobei geachtet werden muss, dass das Corpus pineale nicht von den Habenulae abgerissen wird) werden in den Seitenventrikeln die Taeniae fornicis sichtbar, und der dritte Ventrikel wird eröffnet. Man studiert das Verhalten der Kerne und deren Beziehungen zu den Ventrikelwänden. Unter Schonung des zentralen Anteiles, also des den dritten Ventrikel umgebenden Hirnmateriales, werden die restlichen Hemisphärenanteile entfernt. Damit wird sichtbar: vorne der Bulbus olfactorius, seitlich die V. cerebri media superficialis und hinten das Tentorium, in dessen Bereich Vv. cerebri inferiores in den Sinus rectus und in die Sinus transversi einmünden. Nach Eröffnung dieser Sinus wird das Tentorium mit der durch die Falx cerebri daran haftenden übrigen Dura abgetragen, und das von den weichen Hirnhäuten überzogene Kleinhirn wird sichtbar. Dabei ist auf die in den Sinus petrosus superior vom Kleinhirn kommende V. petrosa zu achten. Das Kleinhirn wird mit den weichen Hirnhäuten entfernt, um das Mittelhirn und die Rautengrube zur Ansicht zu bringen. Man achte besonders auf den einzigen dorsal aus dem Hirnstamm entspringenden Nerven, den unterhalb der Colliculi caudales sichtbar werdenden N. trochlearis.

Zum Abschluss wird der gesamte noch vorhandene Anteil des Gehirnes aus der Schädelbasis entfernt, wobei die einzelnen Hirnnerven vorsichtig durchtrennt werden müssen. Die Hirnarterien sollen so durchtrennt werden, dass der Circulus arteriosus mit den zuführenden Arterien am Schädelbasispräparat erhalten bleibt. Ebenso soll die Hypophyse in situ verbleiben und am Hypophysenstiel abgetragen werden. Am herausgenommenen Hirnstammpräparat können die Hirnnervenabgänge untersucht werden.

Mm. intercostales, A. und V. thoracica interna

Die noch an der Brustwand verbliebenen Anteile der Mm. pectorales major et minor werden vollständig entfernt, und der M. serratus anterior wird an seinen Ursprungszacken abgelöst. Man untersuche, ob dieser Muskel von den ersten acht oder aber von den ersten neun Rippen seinen Ursprung nimmt. Im vorderen und seitlichen Bereich des Brustkorbes können jetzt die Membrana intercostalis externa und die Mm. intercostales externi von anhaftenden Faszienresten befreit werden. Dabei sollen in den einzelnen Interkostalräumen die ventralen und lateralen Hautäste der Vasa intercostalia und der Nn. intercostales dargestellt werden. Anschließend werden sowohl die Membran als auch die äußeren Zwischenrippenmuskeln entfernt und die Mm. intercostales interni sichtbar gemacht. Man beachte, dass diese Muskeln bis an das Sternum heranreichen. Neben dem Sternum werden nun die Mm. intercostales interni entfernt und die Vasa thoracica interna freigelegt. Hinter diesen kann die Aponeurose des M. transversus thoracis dargestellt werden. Man muss dabei vorsichtig vorgehen, um weder die Fascia endothoracica noch die Pleura zu verletzen! Man versuche die Fortsetzung der A. thoracica interna in die A. epigastrica superior darzustellen.

Jetzt soll versucht werden, beginnend an einem Hautast, unter Zerstörung der oberflächlichen Schichte der inneren Zwischenrippenmuskeln, einen N. intercostalis zur Ansicht zu bringen. Erst wenn dies gelungen ist, können in allen Zwischenrippenräumen diese Muskeln unter Schonung der Fascia endothoracia entfernt werden.

Fossa poplitea

Hautschnitte: In der Mitte der Kniekehle wird ein Längsschnitt bis etwa eine Handbreit darunter geführt. Ein anschließender Querschnitt nach medial und lateral ermöglicht ein türflügelartiges Abpräparieren der Haut.

Unter Entfernung des subkutanen Fettgewebes und Darstellung der Faszie können die Endzweige des N. cutaneus femoris posterior und an der medialen Seite die V. saphena magna präpariert werden. Parallel zur V. saphena magna findet man im distalen Bereich den hier noch subkutan verlaufenden N. saphenus. Am distalen Rand der Region, etwa in der Medianen des Beines, findet man die V. saphena parva, die hier, begleitet von einem Zweig des N. cutaneus surae medialis, subkutan wird. In Verfolgung dieser Vene wird die Faszie gespalten, nach medial und lateral abpräpariert, und die V. saphena parva wird bis zu ihrer Einmündung in die V. poplitea in der Fossa poplitea dargestellt. Ebenso werden der N. tibialis und die etwas tiefer liegende A. poplitea aufgesucht. Dabei wird es notwendig sein, einige der tiefen Venenanstomosen zu durchtrennen. Als Äste des N. tibialis sind freizulegen: der N. cutaneus surae medialis und der N. suralis. Außerdem sind die proximalen, der mittlere und die distalen Gelenkäste der A. poplitea aufzusuchen. A. und V. poplitea werden bis zum Hiatus tendineus adductorius (dem Schlitz zwischen den beiden Ansätzen des M. adductor magnus) verfolgt.

Am Hinterrand des M. biceps femoris wird der N. fibularis communis von Bindegewebe befreit und bis zum Köpfchen der Fibula sichtbar gemacht. Dabei wird auch der N. cutaneus surae lateralis freigelegt. Zum Abschluss werden die, die Fossa poplitea begrenzenden Muskeln dargestellt. Nach proximal sind dies lateral der M. biceps, medial der M. semimembranosus und der M. semitendinosus. Nach distal zu werden die beiden Köpfe des M. gastrocnemius freigelegt sowie, vom lateralen Epicondylus femoris kommend, der M. plantaris longus.

Schließlich wird der mediale Gastrocnemiuskopf quer durchtrennt und so der M. popliteus und weiter distal und oberflächlicher der M. soleus freigelegt. Die Vasa poplitea und der N. tibialis können jetzt bis zum Arcus tendineus m. solei dargestellt werden.

Schädelbasis

Für alle Präparanten!

Die von Dura ausgekleidete Schädelbasis wird untersucht, sämtliche Öffnungen bzw. Durchtrittsstellen für Gefäße und Nerven bestimmt. Die Form und Größe der Schädelgruben sowie etwaige Besonderheiten sind zu beachten. Ebenso sind die Stellung der Partes petrosae oss. temporalium (Pyramiden) zueinander und etwaige Asymmetrien zu untersuchen.

Nach gründlicher Orientierung, die nach Möglichkeit an verschiedenen Präparaten gewonnen werden soll, um individuelle Unterschiede erkennen zu können, wird von allen Präparanten ein Kolloquium abgelegt. Erst dann kann mit der weiteren Präparation fortgefahren werden.

Die Durchtrittsstellen der Gefäße und Nerven durch die Dura sind nicht mit denen durch die knöcherne Schädelbasis zu verwechseln.

Im Bereich der Lamina cribrosa treten die Fila olfactoria durch. Medial des Processus clinoideus anterior liegt der Canalis opticus, durch den der N. opticus und die A. ophthalmica verlaufen. Die A. ophthalmica entspringt aus dem cerebralen Abschnitt der A. carotis interna, die unmittelbar hinter dem Canalis opticus die Dura mater durchbricht. Lateral des Processus clinoideus anterior findet man, manchmal nur einseitig, die Eintrittsstelle der V. cerebri media superficialis in den Sinus cavernosus. In der Mitte zwischen beiden Processus clinoidei anteriores und beiden Processus clinoidei posteriores findet sich das Diaphragma sellae, unter dem die Hypophyse mit dem herausragenden Hypophysenstiel zu sehen ist. Bei sorgfältiger vorheriger Abtragung des Gehirns ist darauf zu achten, dass die A. hypophysialis superior aus der Pars cerebralis der A. carotis interna erhalten bleibt. Zwischen Processus clinoidei anterius und posterius findet sich seitlich der Hypophyse die Durchtrittsstelle des N. oculomotorius und dahinter, zwischen Plica petroclinoidea anterior et posterior jene des N. trochlearis. An der vorderen Fläche der Pars petrosa liegt nahe dem Apex partis petrosae u. temporalis das Cavum trigeminale, das den Stamm des

N. trigeminus enthält. An der Kleinhirnfläche der Pars petrosa ziehen durch den Porus acusticus internus der N. facialis, der N. vestibulocochlearis, die A. labyrinthi sowie die Vv. labyrinthi. Am Clivus durchbricht der N. abducens die Dura mater, der den längsten extraduralen, intrakraniellen Verlauf aller Hirn-nerven besitzt. Seitlich davon findet sich der N. glossopharyngeus, der, durch eine Durabrücke vom N. vagus und vom N. accessorius getrennt das Foramen jugulare erreicht.

Dabei ist neben der Radix cranialis (Pars vagalis) die aus dem Foramen magnum emporsteigende Radix spinalis (Pars spinalis) des N. accessorius zu beachten. Letztere ist nicht mit der ersten Zacke des Lig. denticulatum zu verwechseln. Medial davon findet sich knapp oberhalb des Foramen magnum der meist aus mehreren Fila radicularia bestehende N. hypoglossus.

Präparation der Sinus durae matris

Die Präparation wird auf beiden Seiten symmetrisch durchgeführt!

Im Bereich der mittleren Schädelgrube wird an der Facies anterior partis petrosae die Dura mater abgetragen, und der N. petrosus major sowie der N. petrosus minor werden dargestellt. Des weiteren wird, vom Foramen spinosum aus, die Dura entlang des Verlaufes der A. meningea media eröffnet und diese Arterie zur Ansicht gebracht.

Erst nach diesen Präparationen beginnt man mit der Eröffnung der basalen Sinus und des Plexus basilaris. Die Sinus cavernosi werden erst zum Schluss eröffnet, und zwar beginnt man dabei zweckmäßigerweise mit der Darstellung des Cavum trigeminale. Dieses Cavum wird eröffnet, die Dura anschließend entlang der drei Äste des Trigeminus scharf abgelöst und nach und nach entfernt. Jetzt kann der N. trigeminus mit seinem Ganglion und seinen Ästen nach vorne und lateral umgelegt werden. Man beachte dabei die sich dem N. mandibularis anschließende Radix motoria (Portio minor). Durch diese Präparation wird die laterale Wand des Sinus freigelegt, in der der N. trochlearis, der N. ophthalmicus und der N. maxillaris verlaufen. Im Dach des Sinus cavernosus gelangt der N. oculomotorius nach vorne, um schließlich, bevor die Fissura orbitalis superior erreicht ist, ebenfalls in der lateralen Wand nach vorne zu verlaufen. Alle genannten Nerven werden mobilisiert und nach vorne umgeklappt. Die dadurch frei sichtbare laterale Wand des Sinus cavernosus wird entfernt, und der im Sinus liegende N. abducens sowie die A. carotis interna werden sichtbar. Man beachte die Form der A. carotis interna im Sinus und vergleiche sie mit jener von anderen Präparaten. Die A. carotis interna ist herzwärts soweit freizulegen, bis ihr Eintritt in den Sinus, der durch ein weißlich glänzendes Ligament (das an der Lingula sphenoidalis seinen Ursprung nimmt) markiert ist, sichtbar wird.

Abschließend werden die Sinus intercavernosi eröffnet sowie das Diaphragma sellae entfernt und die Hypophyse dem Cavum hypophysealis entnommen.

Diaphragma, II. Akt, Plexus lumbalis

In Fortsetzung der vorhergehenden Präparation werden sowohl das Crus mediale als auch das Crus laterale der Pars lumbalis gereinigt und bis zum Centrum tendineum verfolgt. Man studiere das Verhalten des rechten und linken Crus mediale zum Hiatus aorticus und zum Hiatus oesophageus. Allfällige Erweiterungen des Hiatus oesophageus (Hiatushernien) sind festzustellen. Zwischen Crus mediale und Crus laterale ist der Truncus sympathicus aufzusuchen. In manchen Fällen findet sich zwischen den beiden genannten Schenkeln noch ein Crus intermedium. Dann sind der Truncus sympathicus lateral von diesem und medial davon die Nn. splanchnici major et minor aufzusuchen. Fehlt ein Crus intermedium, sind diese Nerven innerhalb des Crus mediale darzustellen. Beim Crus laterale sind die beiden Sehnenbögen aufzusuchen, und zwar der Arcus lumbocostalis medialis (Psoasarkade = Lig. arcuatum mediale) und der Arcus lumbocostalis lateralis (Quadratusarkade = Lig. arcuatum laterale). Der erstere reicht von der Seitenfläche des Körpers des ersten Lumbalwirbels bis zu dessen Processus costalis, und der laterale Bogen zieht von diesem Processus costalis bis zur Spitze der 12. Rippe. In Fortführung der Zwerchfellpräparation werden die Ursprünge der Pars costalis an den Rippen und das Trigonum lumbocostale zur Ansicht gebracht.

Nachdem man so eine Übersicht über das Zwerchfell gewonnen hat, beginnt man mit der Freilegung des M. psoas major und des M. quadratus lumborum unter gleichzeitiger Darstellung der in diesem Bereich befindlichen Äste des Plexus lumbalis (N. iliohypogastricus, N. ilioinguinalis, N. cutaneus femoris lat., die lateral vom Psoas gefunden werden, und des N. genitofemoralis, der den M. psoas major durchbricht). In der Fossa iliaca sucht man noch als weiteren Ast des Plexus lumbalis lateral vom M. psoas major den N. femoralis und medial von diesem Muskel den N. obturatorius auf.

Unter Entfernung der oberflächlichen Partie des M. psoas kann der Plexus lumbalis zur Ansicht gebracht werden. Den Wirbeln anliegend und den Plexus unterkreuzend werden die Aa. lumbales und die Vv. lumbales sowie die V. lumbalis ascendens nach Entfernung der tiefen Partie des M. psoas major sichtbar. Zum Abschluss der Präparation kann lateral vom M. quadratus lumborum parallel der 12. Rippe der N. subcostalis dargestellt werden.

Rechte und linke Orbita von oben

Die Präparation wird symmetrisch auf beiden Seiten durchgeführt!

Nach vollständiger Entfernung der Dura mater im Bereich der vorderen Schädelgrube wird das Orbitaldach mit Säge bzw. Hammer und Meißel eröffnet und nach vorne umgeklappt. Dabei ist so zu verfahren, dass, am Canalis opticus beginnend, ein keilförmiger Knochenteil entfernt wird. Medial am Schädel verbleibt die Trochlea und lateral wird so weit eröffnet, dass die Tränendrüse vollständig sichtbar wird. Bei der Abtragung des Knochens ist vorsichtig vorzugehen, damit die Periorbita nicht verletzt wird. Diese wird getrennt vom Knochen eröffnet.

Zunächst werden die direkt unter der Periorbita verlaufenden Nerven, der N. trochlearis, N. frontalis und N. lacrimalis dargestellt und unter Entfernung eines kleinen Abschnittes der Ala minor o. sphenoidalis und Eröffnung der Fissura orbitalis superior bis in die mittlere Schädelgrube hinein verfolgt. Medial wird der M. obliquus bulbi superior aufgesucht, sein Verhalten zur Trochlea studiert und der N. trochlearis bis zum Muskel präpariert. Anschließend wird der N. lacrimalis bis zum lateralen Augenwinkel verfolgt, die Anastomose zum N. zygomaticus dargestellt und die Glandula lacrimalis freigelegt.

Es folgt die Durchtrennung des M. levator palpebrae superioris in querer Richtung. Darstellung des M. rectus bulbi superior und lateral von diesem Muskel die Aufsuchung der V. ophthalmica superior und der A. lacrimalis. Medial vom M. rectus bulbi superior wird der N. nasociliaris, soweit er sichtbar ist, präpariert und seine Äste (N. ethmoidalis anterior und posterior, N. infratrochlearis) werden dargestellt.

Nach Durchtrennung des M. rectus bulbi superior kann der N. nasociliaris bis zum N. ophthalmicus zurückverfolgt werden. Man achte dabei auf den Abgang der sensiblen Wurzel (Radix nasociliaris) zum Ganglion ciliare sowie auf die Nn. ciliares longi (meist zwei), die oberflächlich vom N. opticus verlaufen. Jetzt kann auch der N. oculomotorius, beginnend an der Fissura orbitalis superior, aufgesucht und seine Aufteilung in einen Ramus inferior und einen Ramus superior sichtbar gemacht werden. Vom Ramus inferior aus wird die parasympathische Wurzel (Radix oculomotoria) zum Ganglion ciliare verfolgt. Das Ganglion ciliare, von variabler Größe und Form, findet sich meist lateral dem N. opticus anliegend. Zum Abschluss soll versucht werden, einige Nn. ciliares breves als Äste des Ganglion zum Bulbus zu verfolgen.

Der Lungenstiel

Die Pleura parietalis (costalis und mediastinalis) wird an der Vorderfläche entfernt, um so den Lungenstiel besser zur Ansicht zu bringen. Bevor mit der Präparation begonnen wird, sollen die einzelnen Lungenlappen untersucht und die Lage der Fissuren bestimmt werden. Etwaige accessorische Spalten sind festzustellen. Rechts wie links wird nun begonnen, die Pleuraumschlagstelle zu entfernen und die Gebilde des Lungenstieles einzeln darzustellen. Dabei sind die Lymphknoten (Nodi lymphatici tracheobronchiales und bronchopulmonales) in diesem Bereich, die in manchen Fällen verkalkt und miteinander verbacken sind, zu entfernen.

Am rechten Lungenstiel präpariert man von kranial nach kaudal den Stammbronchus, die A. pulmonalis und die V. pulmonalis. Links findet man am weitesten kranial die A. pulmonalis, dann den Bronchus und schließlich die Vene. Es ist nun notwendig, auf beiden Seiten die Aufteilung von Bronchus, Arterie und Vene in die Lappenäste zu verfolgen. Man wird rechts drei Lungenlappen und damit je drei Lappenäste, links zwei Lungenlappen und je zwei Lappenäste finden. Die einzelnen Lappen sind so weit zu mobilisieren, dass die eintretende Arterie, der Bronchus und die austretende Vene von allen Seiten freigelegt werden können. Die Topik dieser Gebilde, die für Lappenresektionen in der Lungenchirurgie wichtig sind, ist genau zu studieren.

Beim Vorwälzen der Lunge und der Präparation an der Hinterseite des Lungenstieles sind wiederum die Lymphknoten zu entfernen, und es ist darauf zu achten, dass der N. vagus, der dorsal vom Lungenstiel nach abwärts zieht, nicht verletzt wird.

Regio cruralis posterior

Hautschnitt: Ein Längsschnitt von der Kniekehle bis zur Ferse ermöglicht ein vollständiges Abpräparieren und Entfernen der Haut.

Subkutan können die V. saphena parva und die Verzweigungen des N. suralis und die Nn. cutanei surae weiter verfolgt werden. Die Faszie wird entfernt und der M. triceps surae wird damit zur Ansicht gebracht. Man achte dabei darauf, dass das Retinaculum mm. flexorum (= Lig. laciniatum), die Faszienverstärkung hinter dem medialen Malleolus, erhalten bleibt.

Abtragen des Kopfes, Präparation der Kopfgelenke

Die Präparanten arbeiten gemeinsam!

Die Gebilde der beiderseitigen Gefäß-Nervenstränge des Halses (N. vagus mit Rr. cardiaci, A. carotis commun s, V. jugularis interna, Truncus sympathicus) werden in Höhe der Cartilago cricoidea durchtrennt, anschließend werden die Trachea und der Oesophagus knapp darunter quer durchschnitten. Unter Aufwärtsdrängen dieser Gebilde wird jetzt die Halswirbelsäule zwischen 3. und 4. Halswirbel durchtrennt, desgleichen werden die noch vorhandenen Muskeln, wie M. longus colli und M. longus capitis und der Plexus cervicalis durchschnitten. Damit kann der Kopf mit den ersten 3 Wirbeln von der übrigen Leiche getrennt werden.

Zur Erleichterung der folgenden Präparationen kann das Kopfpräparat in eine entsprechende Kopfform gelegt werden. Zunächst werden die Kopfgelenke dargestellt. Hierzu ist es zweckmäßig, einen Knochenkeil, etwa dem Os occipitale entsprechend, bis zum Foramen magnum herauszusägen. Erst dann entfernt man die Durareste und stellt die Membrana tectoria dar. Nach Abtragung dieser Membran wird das Lig. cruciforme atlantis, bestehend aus dem Lig. transversum atlantis und Fasciculi longitudinales, dargestellt. Seitlich von diesem Band werden die Ligg. alaria, die den Dens axis mit dem Os occipitale verbinden, sichtbar. Um deren Ursprünge sowie das Lig. transversum atlantis besser sichtbar zu machen, werden die Fasciculi longitudinales entfernt. Damit wird aber auch das Lig. apicis dentis zur Ansicht gebracht. Nachdem man so über die Bandsicherung der Kopfgelenke einen Überblick gewonnen hat, wird unter Durchtrennung aller verbindenden Gewebeteile der Atlas mit den anhängenden Wirbeln exartikuliert. Jetzt sind die Form der Gelenkflächen von Atlas und Axis zu studieren, und man kann bei Drehbewegungen sehen. dass eine Höhenverschiebung zwischen diesen beiden Wirbeln beim Seitwärtsdrehen eintritt.

Präparation am entnommenen Gehirn

Allgemeines

- Am entnommenen Gehirn sind nur die Leptomeninx (Arachnoidea mater encephali, Pia mater encephali) mit den Granulationes arachnoideae und dem Spatium subarachnoideum (leptomenigicum) mit den Blutgefäßen sowie Reste der bei der Entnahme am Schädel verbliebenen Dura mater encephali zu sehen.

- Präpariert wird grundsätzlich mit Skalpell, Schere und Pinzette. Durch Abreißen der Arachnoidea und der Gefäße werden innere Strukturen zerstört.

- Große Schnitte werden mit dem Hirnmesser durchgeführt.

Nach der Beschreibung der Oberfläche mit den Cisternae arachnoideae, der Hirnnerven und Blutgefäße werden die Zisternen eröffnet und der Inhalt dargestellt. Aufgesucht und eröffnet werden:

- die Cisterna cerebellomedullaris posterior (Cisterna magna) mit der Apertura mediana des 4. Ventrikels;

- die Cisterna pontocerebellaris mit der Apertura lateralis des 4. Ventrikels („*Bochdalek*sches Blumenkörbchen"), den Nn. facialis und vestibulocochlearis und der A. und V. labyrinthi;

- die Cisterna fossae lateralis cerebri mit der Pars insularis der A. cerebri media;

- die Cisterna ambiens mit dem N. trochlearis und der Pars postcommunicalis der A. cerebri posterior , der A. cerebelli superior und der V. basalis (*Rosenthal*);

> ✎ N. trochlearis: er ist der dünnste Hirnnerv und reißt leicht an seinem Austritt ab!

- Als letztes werden die übrigen basalen Zisternen eröffnet und die Nerven und Blutgefäße dargestellt: Cistera chiasmatis mit dem Infundibulum hypophysis (die Hypophse selbst bleibt bei der Entnahme in der Schädelbasis), Cisterna interpeduncularis mit dem N. oculomotorius.

Die Aa. vertebrales, basilaris und der Circulus arteriosus werden freipräpariert und die Pars postcommuncalis der A. cerebri anterior, die Aa. cerebri media et posterior sowie die übrigen Äste der A. basilaris und der A. vertebralis etwa 1 cm peripher ihres Ursprunges durchtrennt. Danach können die Arterien in toto entnommen werden.

Die Cisterna pericallosa mit den an der medialen Hemisphärenfläche verlaufenden Arterien werden am später durchgeführten Sagittalschnitt dargestellt.

Die Cisterna v. cerebri magnae wird bei der Ventrikelpräparation dargestellt.

Nun wird die Arachnoidea der Hemisphären und des Truncus cerebri vollständig abpräpariert und die oberflächlichen Gehirnvenen werden dargestellt.

Alle oberflächlichen Gefäße werden entfernt und die Gyri und Sulci beschrieben. Zur Darstellung der Gyri insulae und temporales transversi werden an einer Seite durch einen halbkreisförmigen Schnitt entlang des Sulcus circularis insulae die Opercula frontale et parietale entfernt.

Ventrikelpräparation

Gehirn 1

Das Mittelhirn wird an seinem rostralen Ende durchtrennt, der Truncus cerebri abgetrennt, die Arachnoidea abpräpariert und die basalen Gyri und Sulci dargestellt.

Durch einen transversalen Schnitt knapp oberhalb des Truncus corporis callosi wird beidseits die Pars centralis (Pars parietalis, Cella media) des Ventriculus lateralis eröffnet. Nach rostral zu werden beidseits das Cornu frontale (Cornu anterius) und nach occipital beidseits das Cornu occipitale (Cornu posterius) eröffnet.

Nach einem Schrägschnitt lateral vom Nucleus caudatus zur Hirnbasis (in Richtung Margo inferolateralis) kann das Cornu temporale (Cornu inferius) entlang des zu schonenden Plexus choroideus eröffnet werden.

Nun wird das Corpus callosum von anhaftenden Rindenresten (Gyrus cinguli) befreit und oberhalb des Genu corporis callosi durchschnitten und abgetragen. Im Bereich des Splenium corporis callosi ist auf die V. cerebri magna (*Galen*) und ihre Zisterne zu achten. Die V. cerebri magna zieht um das Splenium herum zum Sinus rectus an welchem sie bei der Entnahme des Gehirns abgeschnitten wurde. Nun werden der Fornix mit seinen Anteilen und die Commissura hippocampi (= Commissura fornicis) dargestellt. Es folgt die vorsichtige Abtragung des Fornix, beginnend vor dem Foramen interventriculare, mit einem Querschnitt und scharfer Ablösung des in situ verbleibenden Plexus choroideus. Damit kann die gesamte zusammenhängende Aderhaut der beiden Seitenventrikel sowie des dritten Ventrikels sichtbar gemacht werden. Im Dach des dritten Ventrikels werden die Vv. cerebri internae dargestellt und ihre Einmündung in die V. cerebri magna aufgesucht. Mit der Entfernung der Tela choroidea in toto (wobei geachtet werden muss, dass das Corpus pineale nicht von den Habenulae abgerissen wird) werden in den Seitenventrikeln die Taeniae fornicis sichtbar, und der dritte Ventrikel wird eröffnet.

Am abgetrennten Hirnstamm werden die Pedunculi cerebelli kleinhirnnahe durchtrennt und die Fossa rhomboidea dargestellt.

Abschließend werden Transversalschnitte durch das Kleinhirn zur Darstellung der Kleinhirnkerne angelegt.

Gehirn 2

Dieses Gehirn wird mediansagittal durchschnitten und die Cisterna pericallosa mit den Arterien präpariert. Dann werden die Gefäße entfernt und die Gyri und Sulci an der Facies medialis cerebri dargestellt. Die Seitenwand des 3. Ventrikels wird beschrieben. An einer Hälfte wird durch Entfernen von Wandanteilen des Hypothalamus die Pars tecta fornicis bis zum Corpus mamillare dargestellt. In gleicher Weise wird der vom Corpus mamillare ausgehende Tractus mamillo-thalamicus freipräpariert.

An dieser Hälfte wird die Tonsilla cerebelli heraus gebrochen und die Tela choroidea ventriculi quarti mit dem Plexus choroideus sowie der Lobus flocculo-nodularis mit Nodulus, Pedunculus flocculi, Velum medullare inferius und Flocculus dargestellt. Der Recessus lateralis ventriculi quarti und die Apertura lateralis ventriculi quarti mit dem *„Bochdalek*schen Blumenkörbchen"* werden aufgesucht.

Ebenfalls an dieser Gehirnhälfte wird durch Wegbrechen der Opercula von lateral die Insel dargestellt und nach Wegbrechen dieser das Claustrum und die Capsula interna gefasert. Nach vorsichtigem Entfernen der dünnen Schichte des Claustrums wird die Capsula externa sichtbar. Diese wird ebenfalls durch abziehen mit der Pinzette wegpräpariert und das Putamen dargestellt. Schließlich kann der Nucleus lentiformis aus dem Trichter der Capsula interna heraus gebrochen und zur Darstellung des Putamen und des Globus pallidus durchschnitten werden.

Gehirn 3

Durch einen transversalen Schnitt knapp oberhalb des Truncus corporis callosi wird beidseits die Pars centralis (Pars parietalis, Cella media) des Ventriculus lateralis eröffnet. Nach rostral zu werden beidseits das Cornu frontale (Cornu anterius) und nach occiptal beidseits das Cornu occipitale (Cornu posterius) eröffnet.

Nach einem Schrägschnitt lateral vom Nucleus caudatus zur Hirnbasis (in Richtung Margo inferolateralis) kann das Cornu temporale (Cornu inferius) entlang des zu schonenden Plexus choroideus eröffnet werden.

Nun wird das Corpus callosum von anhaftenden Rindenresten (Gyrus cinguli) befreit und oberhalb des Genu corporis callosi durchschnitten und abgetragen. Im Bereich des Splenium corporis callosi ist auf die V. cerebri magna (*Galen*) und ihre Zisterne zu achten. Die V. cerebri magna zieht um das Splenium herum zum Sinus rectus an welchem sie bei der Entnahme des Gehirns abgeschnitten wurde. Nun werden der Fornix mit seinen Anteilen und die Commissura hippocampi (= Commissura fornicis) dargestellt. Es folgt die vorsichtige Abtragung des Fornix, beginnend vor dem Foramen interventriculare, mit einem Querschnitt und scharfer Ablösung des in situ verbleibenden Plexus choroideus. Damit kann die gesamte zusammenhängende Aderhaut der beiden Seitenventrikel sowie des dritten Ventrikels sichtbar gemacht werden. Im Dach des dritten Ventrikels werden die Vv. cerebri internae dargestellt und ihre Einmündung in die V. cerebri magna aufgesucht. Mit der Entfernung der Tela choroidea in toto (wobei geachtet werden muss, dass das Corpus pineale nicht von den Habenulae abgerissen wird) werden in den Seitenventrikeln die Taeniae fornicis sichtbar, und der dritte Ventrikel wird eröffnet.

Nun wird die Verbindung zwischen dem Temporal- und dem Frontallappen stumpf gelöst und die beiden Teile getrennt. Nun kann einerseits der Hirnstamm überblickt werden, andererseits können das Unterhorn und die Hippocampusformation mit dem Fornix übersichtlich dargestellt werden. Überdies können die getrennten Hirnanteile wieder zusammengefügt und im Zusammenhang studiert werden.

Abschließend wird eine Hälfte des Kleinhirns abgetragen und das Dach sowie der Recessus lateralis des 4. Ventrikels zur Ansicht gebracht.

Schnitte

An weiteren tiefgefrorenen und wieder aufgetauten Gehirnen werden Transversal- und Frontalschnitte durch Prosektor und Demonstratoren durchgeführt bzw. Faserpräparate angefertigt. Durch Faserung dargestellt werden: Fibrae arcuatae longae et breves, Cingulum, Fasciculus uncinatus, Capsula interna, Radiatio optica, Commissura anterior, Tractus corticospinalis, Fornix, Tractus rubrocerebellaris bzw. cerebellorubralis (*Stilling*sche Schere) mit dem Nucleus ruber, Tractus spinalis n. trigemini.

Instrumentarium[3]

Studentisches Präparierbesteck

Jeder Studierende bringt sein eigenes Präparierbesteck mit folgender Grundaus-stattung selbst mit:

- Anatomische Pinzette fein

  (BD025R)

- Anatomische Pinzette grob

  (BD043R)

- Chirurgische Schere groß gerade (spitz/stumpf)

  (BC330R)

- Chirurgische Schere klein gebogen (spitz/stumpf)

  (BC4C3R)

- Muskelhaken (1-zinkig)   Abb. nicht verfügbar

- Skalpellgriff Größe 4 mit dazu passenden Klingen
  - Nr: 20 oder 21 (groß/rund)   (BB084R)
  - Nr.: 17 (klein/rund)
  - Nr.: 11 (spitz)

- Sonde (Doppelknopfsonde)

  (BN134R)

---

[3] Die angeführten Artikelnummern beziehen sich auf Äskulap-Instrumente der Firma B. Braun, die Produktion dieser Sezieranleitung großzügig unterstützt hat.
B.Braun Austria Ges.mbH, Otto Braur-Strasse 3-5, A-2344 Maria Enzersdorf,
Tel: 02236 46541-0, Fax: 02236 28097,
email: bbraun.austria@bbraun.com, www.bbraun.com

Empfohlene Zusatzausstattung zum privaten Präparier-besteck

- Skalpellgriff Größe 3, mit Dazu passenden Klingen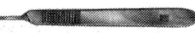
    - Nr: 20 oder 10 (groß/rund)   (BB073R)
    - Nr.: 19 (klein/rund)
    - Nr.: 25 (spitz)

Instrumente des Instituts

Je nach Präparierfortschritt werden Instrumente vom Institut verliehen. Jeweils ein Studierender pro Tisch übernimmt diese und ist für die ordnungsgemäße Rückgabe am Ende jeden Tages verantwortlich.

Die Studierenden werden gebeten, die Instrumente in gereinigtem Zustand zurückzustellen.

- Amputationssäge

(FH305R)

- Beckenzirkel

(AA842C)

- Chirurgische Pinzette fein

(BD527R)

- Chirurgische Pinzette grob

(BD597R)

- Chirurgische Schere groß gebogen (Spitz/stumpf)

(BD421R)

- Darmschere

(AAE 6R)

- DESCHAMPS

(BM745R)

- Doppelsäge (Rachiotom)   nicht verfügbar

- Hammer

(FL009)

- Herzstilett

(AA175R)

- Hirnmesser

(AA225R)

- Knorpelmesser

(AA062R)

- Lumbalpunktionskanüle

(SR550R)

- Maßband

(AA526)

- Meißel flach groß

(FL124R)

- Meißel flach klein

(FL175R)

- Meißel hohl groß

(FL134R)

- Meißel hohl klein

(FL213R)

- Organmesser

(FH191R)

- Raspatorium

(FK325R)

- Rippenschere

(FB870R)

- Schädelsprenger

(AA635R)

- Sternalpunktionskanüle

(SR428R)

- Trachealkanüle

(FA265R)

- Elektrische Vibrationssäge; dazu passend:

(GA704)

  o Sektor Sägeblatt mit Schaft
  o Spannschlüssel
  o Lochkreissäge

Chemikalien

Formaldehyd

Formaldehyd (CH_2O) gehört zu den Aldehyden. In ungebundener Form ist es ein stechend riechendes, farbloses Gas, dessen Geruch noch in Konzentrationen unter 1 ml/m³ wahrnehmbar ist. Er lässt sich gut in Wasser oder Alkohol lösen und ist dann als Formalin bekannt. In der Natur kommt Formaldehyd e.g. in Säugetierzellen beim normalen Stoffwechsel als Zwischenprodukt vor oder entsteht bei der Photooxidation in der Atmosphäre.

Schädliche Wirkungen von Formaldehyd auf den Menschen können entweder toxischer oder allergener Natur sein. Die möglichen Aufnahmewege in den Körper sind über den Atemtrakt, Magen-Darm-Trakt oder die Hautoberfläche.

Konservierung

Entscheidend für die Konservierung ist, dass Formaldehyd als trockenes Gas mikrobizid unwirksam ist. Erst in Verbindung mit Wasser werden keimtötend wirksame Potenzen gebildet. Durch die Verbindung mit Wasser entsteht ein sehr breites Wirksamkeitsspektrum gegen Mikroorganismen, Viren und Pilzen.

Wirkungen von Formaldehyd

Atemtrakt

Inhaliertes Formaldehyd in geringen Konzentrationen wird in den Schleimhäuten des Atemtraktes aufgrund seiner guten Wasserlöslichkeit rasch resorbiert und oxidiert und kann dann größtenteils als CO_2 und Wasser wieder ausgeatmet oder im C1-Stoffwechsel metabolisiert werden. Ein geringer Teil kann in anderen Organen (vor allem Leber) zu Ameisensäure oxidiert und über die Nieren ausgeschieden werden. Dieser Ausscheidungsweg wird beim Menschen erst bei Konzentrationen oberhalb von 0,5ml/m³ erkennbar. Mit Hilfe des Biologischen Monitoring bieten sich hierbei Möglichkeiten zur Erkennung und halbquantitativen Abschätzung vermuteter Formaldehyd-Langzeitbelastungen.

Die Tabelle zeigt die Wirkungen von Formaldehyd in Abhängigkeit der Konzentration des Gases in der Luft.

Wirkungen von Formaldehyd beim Menschen nach kurzfristiger Exposition (Aus: Bundesministerium für Jugend, Gesundheit und Familie, 1984)

ml/m³	Erscheinungen
0,05 - 1,0	Geruchsschwelle
0,01 - 1,6	Schwelle für Reizung der Augen
0,08 - 1,6	Reizung von Augen und Nase
0,5	Schwelle für Reizung der Kehle
2 - 3	Stechen in Nase, Augen und hinteren Pharynx
4 - 5	für 30 Minuten unerträglich, zunehmend Unbehagen und Tränenfluss
10 - 20	nach wenigen Minuten starker Tränenfluss, bis 1 Std. nach Exposition anhaltend, sofort Dyspnoe (Atemnot), Husten, Brennen in Nase, Kehle
30	Lebensgefahr, toxisches Lungenödem, Pneumonie

In geringen Konzentrationen führt Formaldehyd zu Reizungen der Augen und der Atemwege, in höheren Konzentrationen zu länger anhaltenden, reversiblen und schließlich zu irreversiblen Schäden an den exponierten Organen.

Bei langfristig Formaldehyd-exponierten Personen besteht offenbar ein größeres Risiko, an chronisch-obstruktiven Veränderungen der Atemwege zu erkranken.

Magen-Darm-Trakt und Hautoberfläche

Nach oraler Aufnahme geringerer Dosen kommt es zu Schädigungen der Schleimhäute des Magen-Darmtraktes in Form von Entzündungen, Koagulationsnekrosen (Eiweißgerinnung infolge der Formaldehyd-Einwirkung) und Ulzerationen (Entwicklung eines Geschwürs). Die letale Dosis für Erwachsene liegt etwa bei 10 - 30 g einer 35%igen Lösung.

Genotoxizität und Kanzerogenität

Die Toxizität des Formaldehyds beruht überwiegend auf lokalen Wirkungen durch direkten Kontakt mit dem Gewebe. Formaldehyd kann mit Aminogruppen von Proteinen und Nukleinsäuren (DNA) reagieren und diese vernetzen.

Die Vernetzung mit Nukleinsäuren steht im Verdacht, mutagene Effekte auszulösen. Das hat dazu geführt, Formaldehyd als schwaches, direkt wirkendes Mutagen einzustufen. Hierbei ist jedoch anzumerken, dass diese mutagenen Effekte nicht an Säugetieren nachgewiesen werden konnten.

Im Tierversuch mit Ratten hat Formaldehyd nachweislich karzinogene Wirkung. Dies zeigt sich jedoch erst bei hohen Konzentrationen ab 6 ml/m³. In epidemiologischen Studien an Arbeitern mit Formaldehydexposition oder Berufsgruppen, die Formaldehyd verwenden, konnte nicht eindeutig nachgewiesen werden, dass Formaldehyd krebserzeugend ist. Nach der DFG-Senatskommission zur Prüfung gesundheitsschädlicher Arbeitsstoffe ist Formaldehyd bislang als Stoff mit begründetem Verdacht auf krebserzeugendes Potential (IIIB) eingestuft. Unter Vorsorgeprinzipien sollte Formaldehyd als kanzerogen behandelt werden.

Allergiehäufigkeit

Formaldehyd wird als Kontaktallergen eingestuft, d.h. dass Hautkontakt zur Sensibilisierung führen kann. Erneuter Kontakt führt dann zu einem allergischen Kontaktekzem. Bei dieser Reaktion spielt wahrscheinlich die Vernetzung von Formaldehyd mit Hautproteinen eine große Rolle.

In einer Untersuchung an 32.833 Patienten des Informationsverbundes Dermatologischer Kliniken (IVDK) in den Jahren 1992 bis 1995 zeigte sich, dass die Sensibilisierungsrate bei 2,1% liegt.

„Formaldehyd bleibt [somit] ein ‚bedeutendes' Allergen. Als Grund kann der vermehrte Einsatz bestimmter Formaldehyd-Donatoren genannt werden, wie aber auch die in bestimmten Berufen weiter bestehende Exposition." (Schnuch und Geier, 1997)

Ausgehend vom früheren MAK-Wert von 1 ml/m³ (der seit 1987 geltende MAK-Wert liegt bei 0,5 ml/m³) hat das ehemalige Bundesgesundheitsamt bereits 1977 einen Richtwert von 0,1 ml/m³ für Innenräume (inkl. Wohnräume) empfohlen. Dieser Wert wurde im Hinblick auf die Vermeidung von Schleimhautreizungen und Belästigungen und ohne Berücksichtigung des krebserzeugenden oder mutagenen Potentials festgelegt.

Sicherheitsdaten Formalin Lösung

Beschreibung

Gemisch aus Formaldehyd mit ungefährlichen Beimengungen (H_2O).

Gefährliche Inhaltsstoffe

CAS-Nr. 50-00-0   Formaldehyd

[Identifikationsnummer(n): EINECS-Nummer: 200-001-8, EG-Nummer: 605-001-00-5; Gefahrenbezeichnung: T Giftig; Besondere Gefahrenhinweise für Mensch und Umwelt:

R 23/24/25   Giftig beim Einatmen, Verschlucken und Berührung mit der Haut

R 34   Verursacht Verätzungen

R 40   Irreversibler Schaden möglich

R 43   Sensibilisierung durch Hautkontakt möglich]

Mögliche Gefahren

Gefahrenbezeichnung: Xn Gesundheitsschädlich

Besondere Gefahrenhinweise für Mensch und Umwelt: R 40, R 43.

Klassifizierungssystem: Die Klassifizierung entspricht den aktuellen EG-Listen.

Erste-Hilfe-Maßnahmen

nach Einatmen: Reichlich Frischluftzufuhr und sicherheitshalber Arzt aufsuchen. Bei Bewusstlosigkeit Lagerung und Transport in stabiler Seitenlage; Therapie mit Auxiloson®-Spray.

nach Hautkontakt: Sofort mit Wasser und Seife abwaschen und gut nachspülen, benetzte Kleidung ist unverzüglich zu wechseln.

nach Augenkontakt: Augen bei geöffnetem Lidspalt mehrere Minuten mit fließendem Wasser spülen.

nach Verschlucken: Bei anhaltenden Beschwerden Arzt konsultieren; mit einer Harnstofflösung neutralisieren.

Expositionsbegrenzung und persönliche Schutzausrüstung

Bestandteile mit arbeitsplatzbezogenen, zu überwachenden Grenzwerten:

50-00-0 Formaldehyd: MAK: 0,6 mg/m³, 0,5 ml/m³

Allgemeine Schutz- und Hygienemaßnahmen: Von Nahrungsmitteln, Getränken und Futtermitteln fernhalten. Beschmutzte, getränkte Kleidung sofort ausziehen. Vor den Pausen und bei Arbeitsende Hände waschen.

Atemschutz: Bei unzureichender Belüftung Atemschutz.

Handschutz: Schutzhandschuhe.

Augenschutz: Beim Umfüllen Schutzbrille empfehlenswert.

Angaben zur Toxikologie

Akute Toxizität (Einstufungsrelevante LD/LC$_{50}$-Werte für Formaldehyd):

Oral: LD$_{50}$: >200 mg/kg (rat)

Primäre Reizwirkung an der Haut: Reizt die Haut und die Schleimhäute, am Auge: Reizwirkung, Sensibilisierung: Durch Hautkontakt Sensibilisierung möglich.

Zusätzliche toxikologische Hinweise: Das Produkt weist aufgrund des Berechnungsverfahrens der Allgemeinen Einstufungsrichtlinie der EG für Zubereitungen in der letztgültigen Fassung folgende Gefahren auf: reizend.

Angaben zur Ökologie

Allgemeine Hinweise: Wassergefährdungsklasse 1: schwach wassergefährdend. Nicht unverdünnt bzw. in größeren Mengen in das Grundwasser, in Gewässer oder in die Kanalisation gelangen lassen.

Phenol

Phenole sind aromatische Verbindungen, bei denen mehrere Hydroxylgruppen unmittelbar an Kohlenstoffatomen des aromatischen Kerns hängen. Der Name der ganzen Klasse leitet sich vom einfachsten Vertreter ab, dem Monohydroxybenzol oder Phenol, auch Karbolsäure genannt. Die Chemische Formel ist C_6H_5OH.

Sicherheitsdaten Karbol Lösung

Beschreibung

Gemisch aus Phenol mit ungefährlichen Beimengungen.

Gefährliche Inhaltsstoffe

CAS-Nr. 108-95-2   Phenol

Mögliche Gefahren

Gefahrenbezeichnung: T giftig

Besondere Gefahrenhinweise für Mensch und Umwelt:

R 24/25   Giftig bei Berührung mit der Haut und beim Verschlucken

R 34   Verursacht Verätzungen

Klassifizierungssystem: Die Klassifizierung entspricht den Bestimmungen des Anhanges B zur Österreichischen Chemikalienverordnung.

Erste-Hilfe-Maßnahmen

Allgemeine Hinweise: Mit Produkt verunreinigte Kleidungsstücke unverzüglich entfernen. Bei unregelmäßiger Atmung oder Atemstillstand künstliche Beatmung.

nach Einatmen: Frischluft- oder Sauerstoffzufuhr; ärztliche Hilfe in Anspruch nehmen. Bei Bewusstlosigkeit Lagerung und Transport in stabiler Seitenlage.

nach Hautkontakt: Sofort mit Wasser und Seife abwaschen und gut nachspülen. Sofort mit Wasser abwaschen. Mit Wasser und Seife, möglichst auch mit Polyethylenglykol 400 reinigen. Mit Polyethylenglykol 300 und Ethanol (2:1) und anschließend mit viel Wasser und Seife waschen.

nach Augenkontakt: Augen bei geöffnetem Lidspalt mehrere Minuten unter fließendem Wasser abspülen und Arzt konsultieren.

nach Verschlucken: Kein Erbrechen herbeiführen, sofort Arzthilfe zuziehen. Reichlich Wasser nachtrinken und Frischluftzufuhr. Unverzüglich Arzt hinzuziehen.

Expositionsbegrenzung und persönliche Schutzausrüstung

Bestandteile mit arbeitsplatzbezogenen, zu überwachenden Grenzwerten:

108-95-2 Phenol: MAK-Langzeitwerte 19,0 mg/m³, 5,0 ppm

Allgemeine Schutz- und Hygienemaßnahmen: Von Nahrungsmitteln, Getränken und Futtermitteln fernhalten. Beschmutzte, getränkte Kleidung sofort ausziehen. Getrennte Aufbewahrung der Schutzkleidung. Gase/Dämpfe/Aerosole nicht einatmen. Staub/Rauch/Nebel nicht einatmen.

Atemschutz: Nicht erforderlich.

Handschutz: Nicht erforderlich.

Augenschutz: Nicht erforderlich.

Angaben zur Toxikologie

Akute Toxizität (Einstufungsrelevante LD/LC$_{50}$-Werte Phenol):

Oral: 300 mg/kg (mouse)

Dermal: 670 mg/kg (rat)

Inhalativ: 316 mg/l (rat)

Primäre Reizwirkung an der Haut: ätzende Wirkung auf Haut und Schleimhäute, am Auge: starke Ätzwirkung, Sensibilisierung: Keine sensibilisierende Wirkung bekannt.

Zusätzliche toxikologische Hinweise: Giftig. Ätzend. Bei Verschlucken starke Ätzwirkung des Mundraumes und Rachens sowie Gefahr der Perforation der Speiseröhre und des Magens.

Angaben zur Ökologie

Allgemeine Hinweise: Nicht in das Grundwasser, in Gewässer oder in die Kanalisation gelangen lassen. Trinkwassergefährdung bereits beim Auslaufen geringer Mengen in den Untergrund. Wassergefährdungsklasse 2: wassergefährdend.

Glycerin

Glycerin ist ein dreiwertiger Alkohol. Der chemische Name von Glycerin ist 1,2,3-Propantriol. Die chemische Formel ist $CH_2OH-CHOH-CH_2OH$. Glycerin ist bei Zimmertemperatur flüssig, schmeckt süßlich, ist aber geruchlos. Es ist hygroskopisch.

Sicherheitsdaten

Beschreibung

CAS-Nr. 56-81-5   Glycerin

Identifikationsnummer(n): EINECS-Nummer: 200-289-5

Mögliche Gefahren

Gefahrenbezeichnung: entfällt; Besondere Gefahrenhinweise für Mensch und Umwelt: entfällt.

Erste-Hilfe-Maßnahmen

Allgemeine Hinweise: Keine besonderen Maßnahmen erforderlich, nach Einatmen: Frischluftzufuhr, bei Beschwerden Arzt aufsuchen.

nach Hautkontakt: Im Allgemeinen ist das Produkt nicht hautreizend.

nach Augenkontakt: Augen bei geöffnetem Lidspalt mehrere Minuten mit fließendem Wasser spülen.

nach Verschlucken: Bei anhaltenden Beschwerden Arzt konsultieren.

Expositionsbegrenzung und persönliche Schutzausrüstung

Bestandteile mit arbeitsplatzbezogenen, zu überwachenden Grenzwerten: Entfällt.

Persönliche Schutzausrüstung: Entfällt.

Allgemeine Schutz- und Hygienemaßnahmen: Die üblichen Vorsichtsmaßnahmen beim Umgang mit Chemikalien sind zu beachten.

Atemschutz: nicht erforderlich.

Handschutz: Nicht erforderlich.

Augenschutz: Beim Umfüllen Schutzbrille empfehlenswert.

Angaben zur Toxikologie

Akute Toxizität (Einstufungsrelevante LD/LC$_{50}$-Werte Glycerin):

Oral: LD$_{50}$: 250 mg/kg (mouse)

Primäre Reizwirkung an der Haut: keine Reizwirkung, am Auge: keine Reizwirkung, Sensibilisierung: keine sensibilisierende Wirkung bekannt

Zusätzliche toxikologische Hinweise: Bei sachgemäßem Umgang und bestimmungsgemäßer Verwendung verursacht Glycerin keine gesundheitsschädlichen Wirkungen.

Angaben zur Ökologie

Allgemeine Hinweise: Im Allgemeinen nicht wassergefährdend.

Ethanol

„Ethylalkohol", „Weingeist", „Alkohol", C_2H_5OH,   klare, brennbare Flüssigkeit, Siedepunkt: 78,3°C, Explosionsgrenze 3,4–15%, mit Wasser mischbar (Volumskontraktion). Durch Destillation kann max. 95,6% Ethanol hergestellt werden, da es mit Wasser ein Dauersiedegemisch (Azeotrop) bildet.

„Spiritus" ist vergälltes (= ungenießbar gemachtes) Ethanol, e.g. Brennspiritus, Frostschutz für Scheibenwaschanlagen. Für Genusszwecke wird Ethanol höher besteuert.

Sicherheitsdaten

Beschreibung

CAS-Nr. 64-17-5   Ethanol

Identifikationsnummer(n): EINECS-Nummer: 200-578-6, EG-Nummer: 603-002-00-5

Mögliche Gefahren

Gefahrenbezeichnung: F Leichtentzündlich

Besondere Gefahrenhinweise für Mensch und Umwelt:

R 11   Leichtentzündlich

Erste-Hilfe-Maßnahmen

nach Hautkontakt: Sofort mit Wasser abwaschen.

nach Augenkontakt: Augen bei geöffnetem Lidspalt mehrere Minuten mit fließendem Wasser spülen.

nach Verschlucken: Bei anhaltenden Beschwerden Arzt konsultieren.

Expositionsbegrenzung und persönliche Schutzausrüstung

Bestandteile mit arbeitsplatzbezogenen, zu überwachenden Grenzwerten:

64-17-5 Ethanol: MAK: 1900 mg/m³, 1000 ml/m³

Allgemeine Schutz- und Hygienemaßnahmen: Vor den Pausen und bei Arbeitsende Hände waschen.

Atemschutz: nicht erforderlich.

Handschutz: Schutzhandschuhe.

Augenschutz: Dichtschließende Schutzbrille.

Angaben zur Toxikologie

Akute Toxizität (Einstufungsrelevante LD/LC$_{50}$-Werte Ethanol):

Oral: LD$_{50}$: 7060 mg/kg (rat)

Inhalativ: LC$_{50}$/4 h: 20000 mg/l (rat)

Primäre Reizwirkung an der Haut: Reizt die Haut und die Schleimhäute, am Auge: Reizwirkung, Sensibilisierung: Keine sensibilisierende Wirkung bekannt

Angaben zur Ökologie

Allgemeine Hinweise: Im Allgemeinen nicht wassergefährdend.

Erläuterungen zu den Eigennamen

Alcock, Benjamin

Englischer Anatom & Physiologe, 1801 – ?
*Alcock*scher Kanal = Canalis pudendalis.

Aschoff, Ludwig

Pathologe, Freiburg im Breisgau, 1866 – 1942.
Aschoff-Tawara-Knoten = Nodus atrioventricularis.

Bochdalek, Vincent Alexander

Anatom, Wien & Prag, 1801 – 1883.
*Bochdalek*sches Blumenkörbchen = Plexus choroideus im Recessus lateralis des

IV. Ventrikels.

Camper, Pieter

Anatom, Groningen, 1722 – 1789.
*Camper*sche Faszie = Fascia subcutanea abdominis (alte Bezeichnung).

Frohse, Fritz

Anatom, Berlin, 1871 – 1916.
*Frohse*scher Sehenbogen = „Arcus tendineus m. supinatoris".

Galenos, Claudius

Arzt, Pergamon & Rom, 130 – 201/210

Gerdy, Pierre Nicholas

Anatom & Chirurg, Paris, 1797 – 1856.
*Gerdy*sche Linie = zickzackförmiçe Linie an der seitlichen Brustwand durch cas
Ineinandergreifen der Muskelursprünge von M. serratus anterior und M.
obliquus externus abdominis.

Guyon, Jean C.

Chirurg & Urologe, Paris, 1831 – 1920.

*Guyon*sche Loge = Canalis nervi ulnaris. Anatomischer Engpass im unterarm-nahen Teil des Kleinfingerballens zwischen dem Os pisiforme und dem Hamulus ossis hamati, in dem A. und N. ulnaris verlaufen; Ort häufiger Druckschädigung des N. ulnaris.

Hesselbach, Franz K.

Anatom & Chirurg, Würzburg, 1759 – 1816.
M. interfoveolaris *Hesselbach*.

Hippokrates

Griechischer Arzt und Begründer der wissenschaftlichen Medizin, Kos, ca. 460 – 370 v.Chr.

Horner, William E.

Anatom, Philadelphia, 1793 – 1853.
*Horner*scher Muskel = Pars lacrimalis m. orbicularis oculi

Hyrtl, Josef

Anatom, Prag & Wien, 1810 – 1894.
*Hyrtl*sche Strecksehne = M. fibularis tertius (peroneus tertius).

Langer, Karl, Ritter von Edenberg

Anatom, Wien, 1819 – 1887.
*Langer*scher Achselbogen = Muskelbündel, die vom M. latissimus dorsi durch die Achselhöhle zur Sehne des M. pectoralis major ziehen.

Oberst, Maximilian

Chirurg, Halle, 1849 – 1925.
*Oberst*sche Leitungsanästhesie = Injektion eines Lokalanästhetikums (ohne Adrenalinzusatz) in Höhe der Interdigitalfalte der Grundphalanx zur Aus-schaltung der dorsalen und palmaren bzw. plantaren Nerven.

Pacini, Fillipo

Anatom, Florenz, 1812 – 1883.

Vater–Pacini-Körperchen = Corpuscula lamellosa: große lamellöse Endkörperchen von Nervenfasern in der Unterhaut für die Wahrnehmung von Vibrationen.

Rosenthal, Friedrich Christian

Anatom & Physiologe, Greifswald & Berlin, 1780 – 1829.
*Rosenthal*sche Vene = V. basalis cerebri.

Stilling, Benedictus

Anatom & Chirurg, Kassel, 1810 – 1879
*Stilling*sche Schere = Decussatio pedunculorum cerebellarium superiorum

Tawara, Sunao

Pathologe, Tokio, Marburg, 1873 – 1952.
Aschoff–Tawara-Knoten = Nodus atrioventricularis.

Vater, Abraham

Anatom, Wittenberg, 1684 – 1751.
Vater–Pacini-Körperchen = Corpuscula lamellosa: große lamellöse Endkörperchen von Nervenfasern in der Unterhaut für die Wahrnehmung von Vibrationen.

Vidianus, Guido

Arzt & Anatom, Florenz, Paris & Pisa, 1500 – 1569.
N. *Vidianus* = N. canalis pterygoidei.

Virchow, Rudolf L.

Pathologe & Sozialpolitiker, Berlin & Würzburg, 1821 – 1902.
*Virchow*sche Drüse = pathologisch vergrößerter Lymphknoten an der Einmündung des Ductus thoracicus in den Angulus venosus sinister.

Literatur

- Bundesministerium für Jugend, Gesundheit und Familie (1984) Formaldehyd – Ein gemeinsamer Bericht der Bundesgesundheitsamtes, der Bundesanstalt für Arbeitsschutz und des Umweltbundesamtes. Schriftenreihe des Bundesministerium für Jugend, Gesundheit und Familie, Band 148, Verlag W. Kohlhammer, Stuttgart, Berlin, Köln, Mainz

- Platzer W (1980) Anleitung für Präparierübungen an der ganzen Leiche. 2. Auflage, Urban & Schwarzenberg, München, Wien, Baltimore

- Platzer W (1995) Anleitung für Präparierübungen an der ganzen Leiche. 3. Auflage, Institut für Anatomie, Innsbruck

- Rohen JW, Yokochi C (1982) Anatomie des Menschen. Band 1, Schattauer, Stuttgart

- Schnuch A, Geier J (1997) Formaldehydallergie: Aktuelle Trends im internationalen Bereich. Allergologie 20[5]:205–214

- Tillmann B, Schünke M (1993) Taschenatlas zum Präparierkurs. Thieme, Stuttgart

- Tischendorf F (1986) Präparieranleitung Makroskopisch-anatomischer Kurs. Präparieranleitung mit topographisch-klinischen Hinweisen. Urban & Fischer, München

Notizen

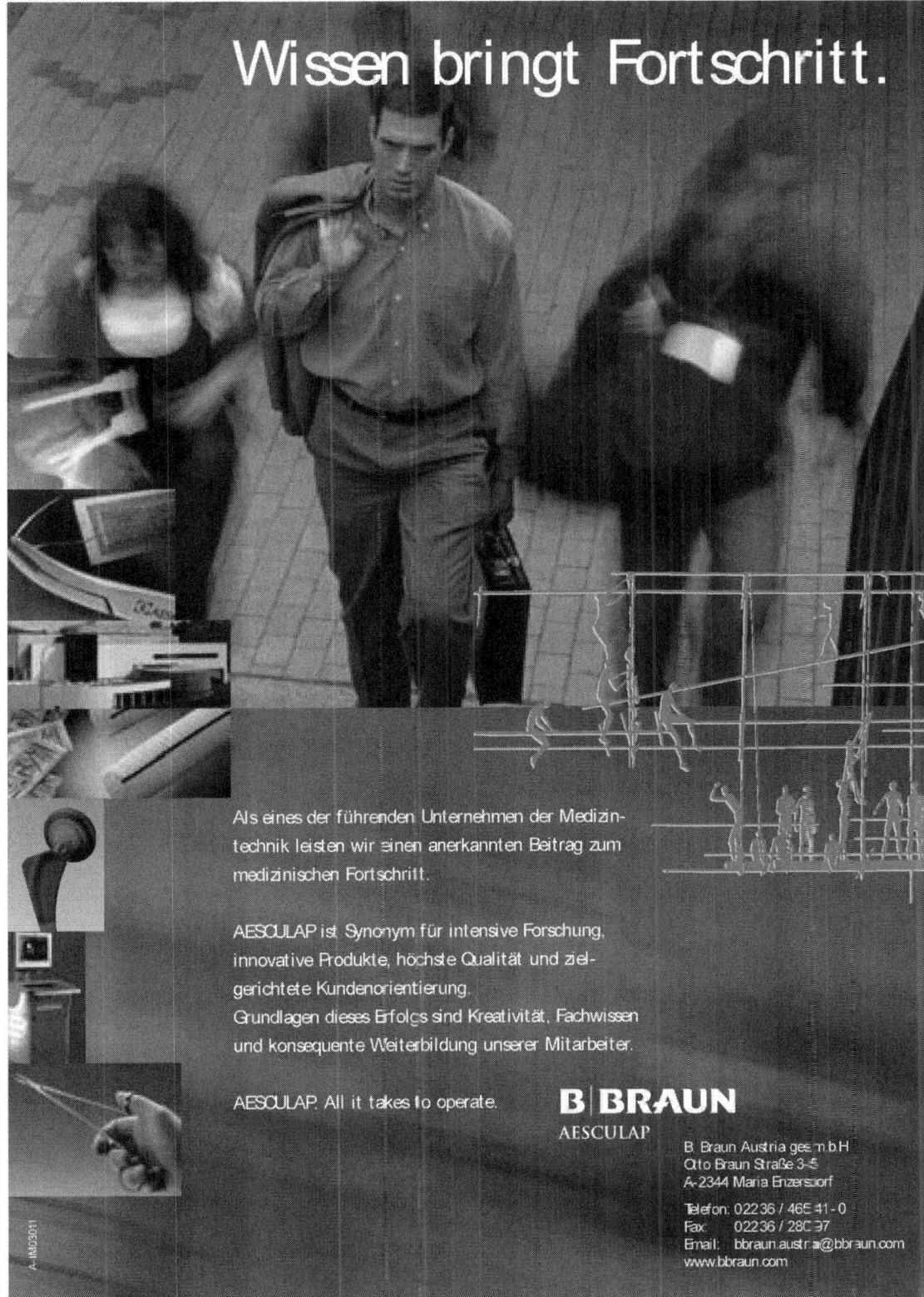

Wissen bringt Fortschritt.

Als eines der führenden Unternehmen der Medizin-
technik leisten wir einen anerkannten Beitrag zum
medizinischen Fortschritt.

AESCULAP ist Synonym für intensive Forschung,
innovative Produkte, höchste Qualität und ziel-
gerichtete Kundenorientierung.
Grundlagen dieses Erfolgs sind Kreativität, Fachwissen
und konsequente Weiterbildung unserer Mitarbeiter.

AESCULAP. All it takes to operate.

B | BRAUN
AESCULAP

B. Braun Austria ges.m.b.H
Otto Braun Straße 3-5
A-2344 Maria Enzersdorf

Telefon: 02236 / 465 41-0
Fax: 02236 / 280 97
Email: bbraun.austria@bbraun.com
www.bbraun.com

A-IM03011